치매예방을 위한
이론과 활용

김상옥 · 이광재 지음

예감

치매 예방의 이론과 활용

초판1쇄-2019년 4월 25일

지은이 - 김상옥, 이광재
펴낸이 - 이규종
펴낸곳 - 예감출판사
등록 - 제2015-000130호
주소 - 경기도 고양시 일산동구 공릉천로 175번길 93-86
전화 - 031)962-8008
팩시밀리 - 031)962-8889
홈페이지 - www.elman.kr
전자우편 - elman1985@hanmail.net

값 15,000

치매예방을 위한
이론과 활용

김상옥 · 이광재 지음

예감

머리말

치매는 노인에게 흔한 질병으로 일반적인 병과는 달리 치매의 경우 평균 5~8년 정도 치매가 진행되고, 신체적인 기능들이 떨어져 결국은 생존 자체를 어렵게 만든다. 치매에 걸리면 본인 스스로 세상을 살아가거나 치료를 받기 어렵기 때문에 누군가는 부양해야 한다.

만성 퇴행성 질환인 치매는 다양한 정신기능 장애로 환자의 정서적 활동뿐만 아니라 일상생활, 즉, 식사하기, 대소변보기, 목욕하기, 옷 갈아입기, 몸단장하기 등의 장애까지 초래하게 된다.

부모나 배우자가 치매에 걸리면 가족은 길게는 10년 가까이 치매 환자를 돌봐야 한다. 요양기간이 길게는 수년이 걸리기 때문에 본인과 가족에게 상당한 고통을 주게 된다.

이처럼 치매환자는 극심한 정신적인 장애와 함께 흔히 신체적인 장애까지 겸하여 다루기가 어렵고 사물을 이성적으로 판단하지 못하고 자기 스스로 생활할 능력이 부족하기 때문에 간호와 부양에 심각한 어려움을 가져오게 된다. 가족에 의한 치매 노인의 부양은 어린아이를 보는 것보다 더 힘들기 때문에 육체적으로도 매우 고단한 일이다.

더 큰 문제는 병원비용과 수발과 간호에 들어가는 관리비용의 증가로 인하여 경제적으로 어려움이 크다는 것이다. 이로 인해 치매 환자를 부양하려는 가족은 점차 줄어가고 있다.

치매는 장기적인 치료를 필요로 하는 질환이기 때문에 가족 가운데 치매 노인이 있으면 경제적 부담은 물론 심리적인 부담감이 매우 큰 노인성 질환이며, 심지어 이로 인해 가족이 어려움을 겪게 된다.

현대의학의 발전으로 인간의 평균 수명이 100세까지 늘어날 것으로 전망하고 있지만 문제는 증가한 신체의 수명만큼 사람의 뇌 기능을 유지하지 못한다는 점이다. 앞으로 과학의 발전으로 치매를 예방하는 약물이 나올지 모르나 지금까지는 한번 치매에 걸리면 완치가 어려운 것으로 알려져 있다. 그러므로 치매는 사전에 예방하는 것이 가장 효과적이라고 할 수 있다.

이 책은 치매의 원인과 증상을 알아보고, 치매를 예방하기 위한 생활습관과 인지치료 및 행동치료 등 구체적이고 실천적인 방법들을 제시하고 있다. 이 책을 통하여 치매에 대한 기본지식의 습득은 물론 치매에 대한 이해를 높여 치매예방에 도움이 되길 바란다.

저자 일동

목 차 CONTENTS

제 1 장

치매의 원인과 증상

1

치매의 정의

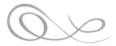

치매를 예방하기 위해서는 먼저 치매에 대한 정확한 정의를 알아야 한다. 치매의 정의를 정확히 알지 못하고 치매와 관련된 일을 하는 것은 잘못된 결과를 가져오기 때문이다.

과거에는 치매를 망령, 노망이라고 부르면서 노인이면 당연히 겪게 되는 노화 현상이라고 생각했으나 최근에는 치매를 하나의 질병으로 여기고 있다. 치매 환자들은 우울증이나 불안 등과 같은 이상 행동을 나타내기도 하며 모두 똑같고 별다른 치료법이 없다고 인식하기도 하였다.

치매(dementia)라는 말은 원래 라틴어의 demens에서 유래된 말이다. demens의 의미를 보면 디(제거; de)+멘스(정신; mens)고 결국은 '정신이 없는 것'이라는 의미를 가지고 있다. 따라서 영어의 dementia는 디(제거;de)+멘스(정신; mens)+티아(병; tia)라는 뜻이 결합된 용어로서, 문자 그대로 '정신이 제거된 질병'으로 제정신이 아님을 의미한다.

한문으로 사용하는 치매(癡呆)의 의미를 보면 치(癡)는 '어리석다' 또는 '미쳤다', 매(呆)는 '미련하다'는 뜻으로 결국 치매는 '어리석고 미련하다'는 것을 의미한다.

국어사전에서는 치매를 '대뇌 신경 세포의 손상 따위로 말미암아 지능, 의지, 기억 따위가 지속적·본질적으로 상실되는 병'이라고 하였다.

건강 백과에서는 치매를 '치매는 일단 정상적으로 성숙한 뇌가 후천적인 외상이나 질병 등 외인에 의하여 손상 또는 파괴되어 전반적으로 지능, 학습, 언어 등의 인지기능과 고등 정신기능이 떨어지는 복합적인 증상'이라고 하였다.

세계보건기구(WHO)에서 펴낸 국제질병 분류를 보면 치매는 '뇌의 만성 또는 진행성 질환에서 생기는 증후군이며 이로 인한 기억력, 사고력, 이해력,계산능력, 학습능력, 언어 및 판단력 등을 포함하는 고도의 대뇌피질 기능의 다발성 장애'라고 정의하고 있다.

지금까지 나온 치매의 정의를 종합해 보면 치매는 정상적으로 생활해오던 사람이 다양한 원인에 인해 뇌기능이 손상되면서 이전에 비해 인지 기능이 지속적이고 전반적으로 저하되어 일상생활에 상당한 지장이 나타나고 있는 상태라는 것을 의미하고 있다.

또한 치매는 단순히 기억력만 저하된 경우는 치매라고 하지 않으며, 치매는 한 가지 원인에 의해서 생기기보다는 다양한 원인에 의해서 생기는 뇌 질환으로 보고 있다.

따라서 치매에 대한 정의를 내려 보면 치매란 '대뇌가 손상을 입어 인지기능의 저하와 언어능력 저하, 신체적 기능이 지속적이고 전반적으로 손상되는 질환'이라고 할 수 있다.

치매는 일반적으로 뇌가 기질적으로 손상되거나 파괴되어 전반적으로 단기·장기 기억력, 사고력, 지남력, 이해력, 언어력, 계산능력 등과 같은 인지기능과 고등정신기능이 쇠퇴하게 되고, 시간이 지날수록 언어능력이 저하되고, 신체적 기능이 손실되어 행동하는 것이 어려운 질환에 이르기까지 범위가 넓다.

치매의 정의

다음을 읽고 맞으면 O, 틀리면 ×를 하세요.

NO	문제	O	×
1	치매는 대뇌 신경세포의 손상 등으로 지능, 의지, 기억 따위가 지속적·본질적으로 상실되는 병을 말한다.		
2	한자로는 '어리석다' 또는 '미쳤다'의 치(癡)와 '미련하다'의 매(呆)가 결합된 단어로 '어리석고 미련하다'는 의미를 가지고 있다.		
3	치매는 일반적으로 기억하고, 사고하고, 판단하는 능력의 손실로부터 시작한다.		
4	시간이 지날수록 언어능력이 저하되고 신체적 기능이 손실되어 행동하기 어려워진다.		
5	치매는 뇌가 기질적으로 손상되거나 파괴되는 질병이다.		
6	치매는 빠르면 40대부터 발생할 수 있다.		
7	치매는 대부분 65세 이상의 노인에게 발생하는 노인성 질환이다.		
8	치매 초기에는 가벼운 기억에 관련된 장애가 나타나다가		
9	치매에 걸리면 단기·장기 기억력, 사고력, 지남력, 이해력, 언어력, 계산능력, 학습능력, 인지기능과 고등정신기능이 쇠퇴하게 된다.		
10	나중에는 행동에 대한 제한이 어려워져 직업이나 일반적인 사회활동 또는 대인관계에 어려움을 겪는다.		
	합계		

2

치매의 실태

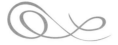

치매는 대부분 연령이 많은 노인들에게 많이 나타나고 있다. 그러나 경우에 따라서는 보다 젊은 나이인 45세 이후에도 발생할 수도 있다. 발생 연령에 따라 구분할 경우, 50세 이후 65세 이전에 나타나는 초로기 치매와 65세 이후에 나타나는 노년기 치매로 구분된다.

노년층에서 일어나는 치매는 뇌 조직의 위축과 신경조직의 광범위한 소실로 지적능력의 상실과 성격의 변화가 나타난다. 이러한 질환이 생긴 사람은 대부분 피하지방의 감소, 근육쇠약, 피부탄력성 상실, 머리카락이 가늘어지고 희어지는 등 노화증상이 나타난다.

치매는 전 세계적으로 65세 이상 노인 중에서 약 5∼10% 정도의 유병율을 보이며, 연령의 증가와 더불어 매 5년 마다 약 2배씩 유병율의 증가를 나타내고 있다. 따라서 65세 이상 노인 중에는 약 5%의 유병율을 보이며, 70세에는 10%, 75세에는 15%, 80세 이상에서는 20% 정도의 유병율을 보여 나이가 들수록 치매 유병율이 높게 나타난다.

치매의 원인은 내과, 신경과, 유해물 섭취, 정신과 질환 등 70여 가지 이상의 매우 다양한 원인에 의해 발생되는 대표적인 신경정신계의 기질적 질환이다. 여러 가지 원인 중에서 대표적으로 가장 많은 질환으로는 알츠하이머 질환이 50∼60%를 차지하며, 다음은 뇌혈관성 질환으로 인한 치매가 20∼30%로 2/3이상을 차지한다. 치매의 원인은 매우 다양하지만 일반적으로 후천적으로 뇌의 손상을 통하여 발생한다.

보건복지부 산하 중앙치매센터의 2019년 보고서에 의하면 통계자료에 의하면 65세 이상 노인 인구 중 치매환자는 2016년 9.76%(66만명)에서 2020년 10.28%(84만명), 2040년에는 12.71%(218만명)으로 통계자료를 분석해보면 치매 환자 수의 증가는 매 20년마다 약 2배씩 증가하는 것으로 나타났다.

〈표 1-1〉 치매환자 추이

구 분	2016년	2020년	2030년	2040년
65세 이상 치매환자 수	66만명	84만명	137만명	218만명
65세 이상 치매 유병률	9.76%	10.28	10.58%	12.71%

* 출처 : 중앙치매센터

치매의 종류별 분석을 해보면 알츠하이머형 치매는 가장 흔히 발생되는 치매로 전체의 약 50~60%를 차지하고 있고, 뇌 혈관성 치매는 약 20~30%, 그리고 알츠하이머형 치매와 뇌 혈관성 치매가 동시에 발생하는 경우는 약 15~20%인 것으로 알려져 있다.

〈표 1-2〉 치매의 종류별 분석

연도	알츠하이머형 치매	혈관성 치매	알츠하이머형 치매와 혈관성 치매
비율	50%	20%	15~20%

치매의 원인이 다양한 만큼 치매로 인한 증상도 매우 다양하여 신경 병리학적 소견에 의한 분류, 원인에 따른 분류, 병의 진행에 따른 분류 등 여러 가지 방식으로 분류된다.

일반적으로 치매에 걸리면 가벼운 두통과 현기증이 생기며, 초기에는 가벼운 기억에 관련된 장애가 나타난다. 치매가 진행될수록 판단장애, 추상적 사고장애, 고위대뇌 피질장애 등이 점차 동반됨으로써 판단능력이 떨어지며, 언어 장애가 생기며 성격이 변화된다.

사회적으로 치매 환자의 증가와 치매로 인한 여러 가지 문제점이 심각해지고 있지만, 이를 해결하기 위해서 정부나 병원에서는 치매에 대한 연구와 치매에 관련된 정책들을 만들어 내고 있으며 아직은 가족들을 만족시키기에는 어려운 실정이다. 예를 들어 치매 환자를 돌보는 노인 장기요양 보호서비스를 시행하고 있지만, 가족이 부양하던 것을 대신하기에는 많은 부족함과 문제점들을 안고 있다.

따라서 점차 증가하는 치매 환자와 그의 가족들을 위해서 가정과 지역사회 내에서의 적절한 진단과 예방, 치료, 재활을 위한 서비스를 이용할 수 있도록 국가주도의 치매환자를 위한 재가서비스, 치매전문 요양시설 등의 보호서비스의 확충과 치매환자 부양가족을 위한 복지서비스를 체계적으로 도입해야 하는 정책개발의 필요성이 절실히 요구되어 진다.

치매의 실태

1. 일반적으로 치매는 65세부터 나타난다.

2. 65세 이상 노인은 5%, 70세 이상 노인은 10%로 5세 단위로 배로 증가한다.

3. 현재는 전체 65세이상 노인 인구 중에 10% 정도지만 노인인구가 증가함에 따라 2040년이 되면 약 13%로 증가한다.

4. 치매의 원인은 70여 가지가 있다.

5. 치매환자의 50~60%는 알츠하이머형 치매다.

6. 치매환자의 20%는 혈관성 치매다.

7. 두 가지가 같이 나타나는 경우는 15%정도다.

8. 치매는 한번 걸리면 치료는 불가능하나 지연시킬 수 있다.

3

치매가 주는 고통

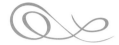

1. 본인의 고통

치매는 나이든 노인들에게만 나타나는 현상으로 생각하지만 실제로는 빠르면 40대부터 발생할 수 있다. 그러나 치매는 대개 65세 이상의 노인들에게 발생하는 노인성 질환이며, 뇌의 만성 또는 진행성 질환에서 생기므로 치매에 걸리면 시간이 지날수록 증상이 심해진다.

1) 치매는 초기에는 가벼운 기억에 관련된 장애가 나타나 기억이 저장되지 않을뿐더러 과거의 기억도 잃어버리게 된다.
2) 치매가 진행될수록 인지장애 등이 점차 동반됨으로써 판단능력이 떨어지며, 언어 장애로 인하여 일반적인 사회활동 또는 대인관계에 어려움을 겪게 된다.
3) 치매가 심해지면 행동에 대한 통제가 어려워져 일상생활이 어려워지며, 심하면 대소변의 분별이 어렵게 된다.
4) 더욱이 자신에게 위해를 가하거나, 간병인이나 보호자에게 대한 공격적인 행동을 하기도 한다.
5) 말기에는 일상생활이 어려워져 누워서 남의 도움을 받아야 하며, 결국은 사망에 이르게 된다.

2. 가족의 고통

1) 치매는 노인에게 흔한 질병으로 일반적인 병과는 달리 치매의 경우 평균 5~8년 정도 치매가 진행되고, 신체적인 기능들이 떨어져 결국은 생존 자체를 어렵게 만든다.
2) 치매에 걸리면 본인 스스로 세상을 살아가거나 치료를 받기 어렵기 때문에 누군가는 부양해야 한다.

3) 부모나 배우자가 치매에 걸리면 가족은 길게는 10년 가까이 치매 환자를 돌봐야 한다. 요양 기간이 길게는 수년이 걸리기 때문에 본인과 가족에게 상당한 고통을 주게 된다.

4) 만성 퇴행성 질환인 치매는 다양한 정신기능 장애로 환자의 정서적 활동뿐만 아니라 일상생활, 즉, 식사하기, 대소변보기, 목욕하기, 옷 갈아입기, 몸단장하기 등의 장애까지 초래하게 된다.

5) 치매환자는 극심한 정신적인 장애와 함께 흔히 신체적인 장애까지 겸하여 다루기가 어렵고 사물을 이성적으로 판단하지 못하고 자기스스로 생활할 능력을 못 가지기 때문에 간호와 부양에 어려움이 심각하다.

6) 가족에 의한 치매 노인의 부양은 어린아이를 보는 것보다 더 힘들기 때문에 육체적으로도 매우 고단한 일이다.

7) 더 큰 문제는 병원비용과 수발과 간호에 들어가는 관리비용의 증가로 인하여 경제적으로 어려움이 크다. 이로 인해 치매 환자를 부양하려는 가족은 점차 줄어가고 있다.

8) 치매는 장기적인 치료를 필요로 하는 질환이기 때문에 가족 가운데 치매 노인이 있으면 경제적 부담은 물론 심리적인 부담감이 매우 큰 노인성 질환이며, 심지어 이로 인해 가족의 기능마저 와해되는 경우가 있다.

3. 국가 부담 증가

보지금까지 치매 환자를 보호해왔던 가족은 산업화와 도시화의 현상으로 핵가족화, 여성의 사회참여, 가족의 전통적 부양의식의 변화, 노인 단독가구의 증가, 경제적인 어려움 등으로 인하여 가족의 부양기능이 약화되고 있는 실정이다. 이러한 가운데 치매환자를 위한 부양부담을 더 이상 가족에게만 맡길 수 없는 상황에 이르렀으며, 국가가 나서서 치매예방과 치매환자 관리에 나서고 있다.

문제는 치매환자의 진료와 치매환자 관리에 국가가 지출하는 비용은 치매인구의 증가로 인하여 더욱 증대되고 있다.

국가 예산 중에서 치매관리사업에 사용한 총예산은 2008년부터 2012년까지 300억원 대를 유지하다가, 2013년 광역치매센터 설립, 2014년 노인장기요양보험 '치매특별등급' 도입 등이 추진됨에 따라 2014년 785억원으로 2.5배가 증가하였다.

보건복지부가 발표한 치매관리 비용과 치매치료에 들어가는 관리 비용의 규모를 2012년에는 10조 3천억이 소요되었다. 2025년에는 30조가 필요하며, 2030년에는 78.4조가 필요하며, 2050년에는 134.6조가 필요할 것으로 예측하고 있다.

〈표 1-3〉 치매관리 및 치매환자 관리 비용 추이

구 분	2012년	2025년	2040년	2050년
치매관리 및 치매환자 비용	10조 3000억	30조	78조 4000억	134조 6000억

* 출처 : 보건복지부

4

치매의 특징은 무엇인가요?

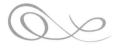

　　치매는 나이가 들면 뇌가 퇴행되면서 생기며, 아무도 모르게 시작되어 서서히 심해지는 것이 일반적인 형태다. 치매는 노인에게 흔히 나타나는 건망증이나 노망 같은 노인성 질환과는 다르다. 노인이 되면서 자연스럽게 두뇌기능이 떨어짐으로써 나타나는 노인성 질환을 치매로 오해하기 쉬운데, 치매는 후천적으로 뇌가 손상되면서 이루어지기 때문에 차이가 있다.

치매로 판정하기 위해서는 몇 가지 특징을 가지고 있어야 한다.

1. 치매는 선천적인 것이 아니라 후천적으로 나타나는 현상이어야 한다.
2. 뇌의 부분적 손실로 나타나는 증상이 아니라 전반적인 손상으로 나타나는 정신증상으로 나타난다.
3. 기억, 지능, 인격기능의 장애가 전반적으로 있어야 한다.
4. 의식의 장애가 없어야 한다.

　　치매는 정상적인 뇌가 후천적인 질병이나 외상 등에 의한 손상으로 인지기능과 고등지식학습의 기능이 떨어지는 복합적인 증상이기 때문에 유전적 요인이라 보지 않는다.

5

치매의 위험인자

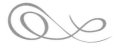

위험인자는 어떤 질환의 발생 확률을 직접적·간접적으로 상승시키는 신체적 또는 생활 습관적 요인을 말한다. 지금까지 치매의 원인을 종합해보면 치매를 발병하게 하는 몇 가지 중요한 위험인자 가 있다는 것을 알 수 있다. 잘 알려진 위험인자는 다음과 같다.

1. 노화

노화는 치매를 발병하게 하는 가장 중요한 위험인자로, 나이가 들수록 치매의 발병위험은 높아진 다. 대부분의 치매발병은 65세 이상의 노인부터 연령이 높아질수록 발병률이 높아진다. 역학조사에 의하면 65세 이후 5년마다 발병률이 2배 이상 증가하므로, 65세 이후의 노화는 알츠하이머병 발생의 가장 큰 위험인자라고 할 수 있다.

2. 가족력

가족력이란 가족이라는 혈연관계에서 나타나는 유전적 또는 체질적 질환을 말한다. 부모가 모두 알츠하이머병에 걸린 경우 그 자손이 80세까지 알츠하이머병에 걸릴 위험도가 54%로, 부모 중 한쪽 이 환자일 때보다 1.5배, 부모가 정상일 때보다 5배 더 위험도가 증가하는 것으로 나타났다. 따라서 부모가 치매에 걸린 경우 가족력으로 자녀에게도 영향을 준다는 것을 알 수 있다.

3. 여성

치매는 일반적으로 남성보다는 여성에게 많이 나타나며, 2017년 기준 65세이상 전체 치매환자 가 운데 여성치매환자의 비율은 64%로 남성에 비해 더 높게 나타났다.

4. 환경 요인

치매는 알코올과 흡연 같은 각종 독성 유해물질을 섭취하게 되면 치매에 걸릴 확률이 높아지게 된다. 그리고 혈관성 치매도 소금이나 지방 등에 의하여 나쁜 영향을 받기 때문에 환경 요인이 중요한 위험인자라고 할 수 있다.

5. 두부외상

치매는 뇌에 손상이 생기는 외부 원인에 의해서도 발병한다. 따라서 의식을 잃을 정도로 심하게 머리를 다치거나 경미하지만 여러 차례 머리를 반복해서 다친 경우 치매 발병률이 높아진다.

6. 교육수준

치매환자의 교육 연한을 살펴보면 고학력자보다는 저학력자가 많이 걸리는 것으로 나타났다. 결국 뇌를 많이 쓰는 고학력자일수록 정신계 손상을 감소시켜 치매예방에 도움이 된다는 것이다.

7. 성인병

치매는 다양한 요인으로 발병하는데 그중에서도 고혈압, 당뇨병, 비만, 이상 지질 혈증, 심장병 등과의 합병증으로 치매가 발생할 수 있다.

8. 우울증

노인성 우울증이 심해지면 뇌에서 도파민이라는 집중력을 관장하는 호르몬 분비가 적게 분출되고, 이로 인해 점차 기억력 장애가 생기게 된다. 따라서 노인의 우울증은 치매 발병률을 높일 수 있다.

6

치매의 진행단계

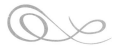

치매의 원인 중 가장 많은 알츠하이머병의 증상에 대해서 뉴욕의대의 실버스타인 노화와 치매연구센터의 배리 라이스버그(Barry Reisberg) 박사는 알츠하이머병의 진행단계에 따라 증상을 아래와 같이 7단계로 구분하였다.

〈표 1-4〉 치매의 진행단계

구 분	문제
1단계	정상
2단계	매우 경미한 인지 장애
3단계	경미한 인지장애
4단계	중등도의 인지장애
5단계	초기 중증의 인지장애
6단계	중증의 인지장애
7단계	후기 중증 인지장애

1. 1단계 : 정상

대상자와의 임상 면담에서도 기억장애나 특별한 증상이 발견되지 않은 정상적인 상태를 말한다.

2. 2단계 : 매우 경미한 인지 장애

2단계에서는 정상적인 노화 과정으로 알츠하이머병의 최초 증상이 나타나는 시기이다. 정상일 때보다 기억력이 떨어지며 건망증의 증상이 나타나지만 임상 면담에서는 치매의 뚜렷한 증상이 발견되지 않기 때문에 매우 경미한 인지 장애 상태라고 한다. 2단계는 특별한 단정을 짓기는 어렵지만 경미하게 인지 장애가 나타나는 단계로 임상평가에서 발견되지 않기 때문에 주변 사람들도 대상자의 이상을 느끼지 못한다.

3. 3단계 : 경미한 인지장애

3단계에서는 정상단계에 비하여 경미한 인지장애가 뚜렷하게 나타나기 때문에, 주변 사람들도 대상자의 치매가 시작되었다는 것을 눈치채기 시작하는 단계다. 3단계에 이르게 되면 기억력의 감소가 시작되어 전에 했던 일이 기억이 잘 나지 않으며, 단어가 금방 떠오르지 않아 말이 자연스럽지 않고, 물건을 엉뚱한 곳에 두거나 잃어버리기도 한다.

4. 4단계 : 중등도의 인지장애

4단계는 임상 면담에서 중등도의 인지장애가 발견되는 단계로 경도 또는 초기의 알츠하이머병이 진행되는 단계다. 4단계에서는 자세한 임상 면담을 통해서 여러 인지 영역에서 분명한 인지저하 증상을 확인할 수 있다.

4단계에 이르게 되면 자신의 생활에서 일어난 최근 사건을 잘 기억하지 못하여, 기억을 잃어버리는 일이 자주 발생한다. 그리고 수의 계산이나 돈 계산능력의 저하가 나타난다.

5. 5단계 : 초기 중증의 인지장애

5단계는 임상 면담에서 초기 중증의 인지장애가 발견되는 단계로 중기의 알츠하이머병이 진행되는 단계다. 5단계에서는 기억력과 사고력 저하가 분명하고 일상생활에서 다른 사람의 도움이 필요해지기 시작한다.

5단계에 이르게 되면 자신의 집 주소나 전화번호를 기억하기 어려워하며 길을 잃거나 날짜, 요일을 헷갈려 한다. 하지만 자신이나 가족의 중요한 정보는 기억하고 있으며 화장실 사용에 도움을 필요로 하지는 않는다.

6. 6단계 : 중증의 인지장애

6단계는 임상 면담에서 중증의 인지장애가 발견되는 단계로 중기의 알츠하이머병이다. 6단계에서는 기억력은 더 나빠지고, 성격변화가 일어나며 일상생활에서 많은 도움이 필요하게 된다.

6단계에 이르게 되면 최근 자신에게 일어났던 일을 인지하지 못하고 주요한 자신의 과거사를 기억하는데 어려움을 겪는다. 그리고 익숙한 얼굴과 익숙하지 않은 얼굴을 구별할 수는 있으나, 배우자나 간병인의 이름을 기억하는데 어려움이 있다.

또한 대소변 조절을 제대로 하지 못하기 시작하여 다른 사람의 도움이 필요하기 시작한다. 그리고 옷을 혼자 갈아입지 못하여 다른 사람의 도움이 없이는 적절히 옷을 입지 못한다. 할 일 없이 배회하거나, 집을 나가면 길을 잃어버리는 경향이 있기 때문에 주의를 기울여야 한다. 성격이 변화되거나 행동에 많은 변화가 생긴다.

7. 7단계 : 후기 중증의 인지장애

마지막 7단계는 후기 중증 인지장애 또는 말기 치매단계를 말한다. 7단계에서는 이상 반사와 같은 비정상적인 신경학적 증상이나 징후가 보여 정신이나 신체가 자신의 통제를 벗어나게 된다.

7단계에 이르게 되면 식사나 화장실 사용 등 개인 일상생활에서 다른 사람의 상당한 도움을 필요로 하게 되며, 누워서 생활하는 시간이 많아지게 된다.

7

치매와 비슷한 증상

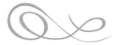

　노인은 나이가 들수록 뇌세포의 감소와 사회적인 고립과 스트레스로 인해 치매와 비슷한 증상이 여러 가지 증상이 나타난다. 치매는 빨리 발견되어야 도움이 되므로 다른 유사 질환과의 차이를 구별할 수 있어야 한다.

1. 노망

　노망(老妄)은 늙어서도 철이 들지 않아 아이들처럼 어리석은 행동을 하며 주변사람들에게 피해를 입히는 행동을 말한다. 과거에는 노인이 정신이 흐려져서 말과 행동이 비정상적이면 노망이 들었다고 하였다.

　노망은 노인이면 뇌세포가 죽으면서 당연히 겪게 되는 노화현상이다. 노망과 치매의 차이는 노망은 신체 노화에 따른 자연스러운 현상인 반면에, 치매는 의학적 관찰로 진단되는 특정 원인을 가지는 치료의 대상이다.

2. 망령

　망령(妄靈)의 사전적인 의미는 '죽은 사람의 영혼'이라는 뜻으로 인간이나 동물의 시체로부터 떨어져 나온 혼을 가리키는 말이기도 하다. 망령은 사람이 늙거나 큰 병으로 정신력이 쇠약해져서 언행이 보통 상태를 벗어나는 현상을 말한다.

　망령은 노망보다 상태가 심한 경우에 사용하며, 부정적인 의미가 더욱 강하다. 노망처럼 나이가 들어 정신이 흐려져서 말과 행동이 비정상적이면 망령이 들었다고 한다.

　망령과 치매의 차이도 망령은 신체 노화에 따른 자연스러운 현상인 반면에, 치매는 의학적 관찰로 진단되는 특정 원인을 가지는 치료의 대상이다.

3. 건망증

건망증(健忘症)은 경험한 일을 전혀 기억하지 못하거나, 어느 시기 동안의 일을 전혀 기억하지 못하거나 또는 드문드문 기억하기도 하다가 다시 기억이 나는 기억 장애를 말한다.

치매로 인한 기억 장애는 한번 기억이 안 나면 거의 기억이 나지 않지만, 건망증은 기억이 안 났다가도 일정한 시간이 지나면 기억이 나는 차이가 있다.

노인 건망증의 원인은 뇌신경의 퇴화라는 것 외에도 복합적인 심리적・정서적인 요인으로 나타나기도 한다. 불안감이나 우울증을 겪고 있거나, 심각한 스트레스 상황에 지속적으로 노출되면 집중력의 저하로 일시적인 건망증이 자주 일어난다. 이는 기억의 문제라기보다는 오히려 그 상황에 의한 집중력에 문제가 생기는 경우라 할 수 있다.

4. 노인 우울증

노인 우울증은 65세 이상 인구의 10명 중 1명이 걸릴 수 있으며 노년기의 정신건강과 관련된 가장 흔한 장애다. 노인 우울증의 증상은 기분이 깊게 가라앉거나 절망감・우울감 등 마음의 고통이 나타나 치매와 유사한 행동을 나타낼 때도 있다. 그러나 노인 우울증은 정신적인 증상만이 아니라 두통, 복통이나 위장 장애 등의 신체적 증상으로 나타나는 경우가 많다.

노인 우울증은 다양한 증상으로 나타나기 때문에 우울증이라고 정확하게 진단하지 못하고 지나치기 쉬운 경우가 많다. 노인 우울증을 진단하기 쉽지 않은 이유가 본인이 우울증에 걸렸다는 걸 깨닫지 못할 뿐만 아니라, 가족이나 친구 등 주위의 사람들도 기운이 없는 것은 '나이 탓이다', '늙으면 누구나 잠이 줄어든다', '늙어서 혼자되었으니 기운이 없는 것이 당연하다'고 이해하여 방치되는 일이 많기 때문이다.

노인 우울증은 크게 세 가지 이유로 나타난다.

첫째, 뇌의 노화가 진행됨에 따라 뇌 자체도 노화하여 실제로 뇌에 포함된 화학물질(신경전달물질) 일부에 양적 변화나 부조화가 나타나 부신피질, 갑상선, 하수체 등에서 분비되는 호르몬이 우울 상태를 일으키기 쉽다고 보고 있다.

둘째, 심리적으로 노년이 되면 노화에 따라 성격이 변하고, 그 때문에 스트레스에 대응하는 힘이 약해져 우울증이 일어나기 쉽다.

셋째, 사회적 상실은 누구라도 피하기 어려운 경험이지만 노인의 경우에는 상실감이 복합적으로 겹쳐서 타격이 크며 아무리 해도 대처할 수 없으면 우울증을 일으키게 된다.

5. 노인 강박신경증

노인 강박신경증은 의지의 간섭을 벗어나서 특정한 생각이나 행동을 반복하는 상태를 말한다. 특정한 생각이나 행동이 치매와 유사한 행동을 나타낼 때도 있다.

노인 강박신경증은 잠시 나타나는 증상인 반면에 치매는 지속적으로 증상이 나타난다. 강박증으로 내재한 불안은 조절되지만 이 강박행동을 중지하면 불안증세가 다시 나타나므로 불합리한 줄 알면서도 반복하게 된다. 즉 원치 않는 지속적인 생각이나 충동, 이미지 등이 자신을 불안하고 힘들게 하는 증상과 더불어 스스로가 통제할 수 없는 행동을 반복적으로 하게 되는 경우를 말한다. 자신은 이러한 생각이나 행동이 비합리적이라는 것을 알지만, 어떻게 이 생각이나 행동을 조절할 수 없으며 일상생활, 학습, 사회적인 활동이나 대인관계에 막대한 영향을 미치게 된다. 강박행동을 억제하면 오히려 불안이 증가한다.

8

치매로 인한 장애

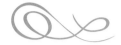

1. 인지기능 장애

인지기능이란 지식과 정보를 효율적으로 조작하는 능력을 말한다. 치매에 걸리면 인지기능에 장애가 생기는데 치매와 관련된 인지에는 지남력, 집중력, 지각력, 기억력, 판단력, 언어력, 시공간력, 계산능력 등을 들 수 있다.

① 기억력 장애

치매환자에게 가장 흔하게 나타나는 증상이 기억력 장애다. 기억력 장애는 알츠하이머병 뿐 아니라 모든 치매에서 공통적으로 나타날 수 있는 증상으로서 초기에는 단기 기억력의 감퇴가 주로 나타나며 점차 장기 기억력도 상실하게 된다.

■ 단기기억

주로 치매 초기에 나타나는 특징이며 최근에 일어난 사건에 대한 단기기억의 상실이 장기기억의 상실에 비해 두드러지게 나타난다. 이러한 기억장애는 의사소통에서 똑같은 말을 반복하거나 더듬고 익숙한 장소에서도 방향감각을 잃어버리고, 친구와의 약속·약 먹는 시간·친구나 심하면 가족의 이름이나 전화번호 등을 잊어버리기도 한다. 또 물을 사용하다 그대로 틀어 놓는다거나 전기장판이나 가스 불을 끄지 않은 채 그대로 내버려 두어 화재의 위험에 노출되기도 한다.

치매환자는 본인이 기억의 나지 않는다는 것을 인정하고 싶지 않으므로 기억을 보충하기 위하여 거짓말을 만들어 말하는 작화증이 나타나기도 한다.

■ 장기기억

치매의 진행이 오래되어 심해지면, 비교적 잘 유지해 왔던 장기기억에도 문제가 생겨 본인의 생일을 기억하지 못하거나 문제를 방치하면 가족의 얼굴조차 잊어버려 본인은 모르지만 자신이 사랑하는 가족을 슬프게 할 수도 있다.

② 지남력 장애

지남력이란 시간과 장소, 상황이나 환경 따위를 올바로 인식하는 능력을 말한다. 치매에 걸리면 치매초기에는 지남력 저하를 보이는데 시간, 장소, 사람을 측정하는 능력이 떨어지게 된다.

치매에 걸리면 시간에 대한 인식, 장소에 대한 인식, 사람에 대한 인식 순으로 저하된다. 시간에 대한 인식은 치매가 시작되면 환자가 지금이 몇 년도 인지, 몇 월 인지, 무슨 요일인지의 날짜 구분이 어려우며 혹은 지금이 무슨 계절인지, 몇 시인지의 구분하는 능력이 사라지게 된다.

그리고 자신이 어디에 있는지, 어디로 가야 하는지, 주소가 어떻게 되는지와 같은 장소에 대해 인식하는 능력이 떨어지며, 그리고 본인이나 타인의 이름이나 전화번호와 어떤 일을 했는지 같은 사람에 대한 인식 능력이 떨어지게 된다.

③ 언어장애

언어는 자신의 생각이나 감정을 표현하고, 다른 사람의 말을 이해하여 의사를 소통하기 위한 소리나 문자 따위의 수단을 말한다. 치매환자 중에는 기억이나 지능에 현저한 장애가 나타나서 회화에 의한 사고의 전달이 곤란한 경우가 많이 있다.

치매에 걸리면 단어가 금방 떠오르지 않아 말이 자연스럽지 않으며, 끊기는 언어 장애가 생긴다. 그러나 치매환자가 생각하고 있는 모든 것을 말로는 전할 수 없어도 한정된 회화나 태도 등의 방법으로 의사소통을 시도할 수는 있다.

치매환자에 따라서는 심하면 일상생활에 필요한 말을 제대로 의사표현을 하지 못하는 정도의 사람이 있는가 하면, 오래되고 친숙한 사람의 이름이나 물품의 이름을 말할 수 없는 정도의 사람도 있다.

언어 장애는 기억력의 감퇴와 마찬가지로 치매의 초기에는 언어장애가 경미하게 나타나나, 치매가 더욱 진행될수록 점차 말 수가 현저히 줄어들어 완전히 말문을 닫아 버리고 마침내 전혀 말이 없어져 버린다.

치매환자가 말을 하지 않는다고 해서 가족이나 간병인이 말을 안하게 되면 더욱 빨리 언어사용 능력이 떨어진다. 따라서 치매환자와의 적절한 의사소통 기법을 습득해 두는 것이 중요하다.

④ 시공간능력의 장애

사물의 크기, 공간적 성격을 인지하는 능력을 말한다. 치매에 걸리면 시공간을 인식하는 능력에 장애가 생겨 익숙한 거리에서 길을 잃거나, 심하게는 집안에서 방이나 화장실 등을 찾아가지 못하는 증상으로 까지 발전할 수 있다. 또한 이는 자동차를 운전하는 경우는 목적지를 제대로 찾아갈 수 없는 상황을 초래하기도 한다.

⑤ 계산능력 저하

물건 또는 값의 크기를 비교하거나 주어진 수나 식(式)을 연산의 법칙에 따라 처리하여 수치를 구하는 능력을 말한다.

치매에 걸리면 계산 능력이 떨어져 간단한 더하기나 빼기 계산도 못하거나, 물건을 사고 화폐의 가치를 계산하는데 어려운 증상이 나타난다. 계산능력이 저하되면 일상생활에서 수에 관련된 일에 어려움을 겪게 된다.

⑥ 시지각 기능 저하

시각을 통해 수용한 시각적 자극을 정확하게 인지하는 능력만이 아니라 외부환경으로부터 들어온 시각 자극을 선행경험과 연결하여 인식, 변별, 해석하는 두뇌활동을 말한다. 치매에 걸리면 형태, 모양, 색깔을 구별 못하는 증상들이 나타난다.

⑦ 판단력 장애

사물을 올바르게 인식·평가하는 사고 능력을 말한다. 치매에 걸리면 무엇을 결정할 때 시간이 걸리거나 잘못 결정하는 장애를 말한다.

판단력에 장애가 생기면 사물을 인지하지 못하거나 의미를 파악하지 못하며, 사물의 모양이나 색깔은 파악할 수 있지만 그 사물이 무엇이며 용도가 무엇인지를 모르게 된다.

치매환자가 이 증상을 보이게 되면 직장뿐만 아니라 가정에서도 뚜렷한 이상이 있는 것으로 인식된다.

판단력이 흐려지면 자신이 무엇을 해야 할지 결정을 잘 못하거나, 돈 관리를 제대로 하지 못하며, 필요 없는 물건을 구입하기도 하며, 결정해야 할 사항에 대해서 어떻게 결정해야 할지 판단을 못하게 된다.

⑧ 집중력 저하

어떤 일을 할 때 상관없는 주변 소음이나 자극에 방해받지 않고 그 일에만 몰두하는 능력을 말한다. 집중력은 환경과 감각으로부터 얻어진 정보를 통해 결정을 내리는 것을 돕는데, 치매에 걸리면 집중력이 떨어진다.

⑨ 실행능력 장애

감각 및 운동기관이 온전한데도 불구하고 해야 할 행동을 실행하지 못하는 것을 일컫는다.

치매에 걸려 실행능력에 장애가 생기면 신발을 신을 때 신발 끈을 제대로 매지 못하거나, 식구 수대로 식탁을 차리는 일에 어려움을 겪게 되거나, 옷을 혼자서는 입지 못하고, 열쇠로 문을 여는데 어려움을 겪게 되는 등의 단순한 일에서 조차 장애가 나타나게 된다.

2. 신체적인 장애

치매에 걸리면 나타나는 신체적인 특성은 치매 초기에는 가벼운 두통과 현기증이 나타나기 때문에 치매인지 모르고 지나가는 경우가 많다. 그리고 나머지 신체적인 증상들은 비교적 치매 후기에 나타난다.

치매가 진행됨에 따라 신체적으로 나타나는 증상을 보면 근위축 등으로 치매환자들은 신체적 움직임이 점차로 줄어들고, 보행이 불안정해지며, 식사와 착의, 세면, 개인위생이 어려워지며, 배뇨 및 배변 등에 이르기까지 장애가 나타난다.

또한 신체적 질병에 대한 저항력이 떨어져 합병증을 일으키는 경우가 많으며 치매환자의 대다수가 고령이므로 고혈압과 뇌졸중, 심장질환, 신경통, 피부질환, 호흡기질환, 관절염, 마비 등의 병에 걸리는 경우가 많다.

치매 환자의 신체적 증상은 환자의 신체 자체에 여러 가지 질환이 나타나기도 하지만, 그로 인한 이차적인 합병증이 유발되거나, 신체 기능 저하로 인해 일상생활이 어려워진다.

3. 정서적인 장애

정서란 사람의 마음에 일어나는 여러 가지 감정을 말하며, 치매에 걸리게 되면 정서적인 장애가 나타난다. 치매로 인하여 나타나는 정서적인 장애는 다음과 같다.

① 인격 변화

환자가 본래 가지고 있던 성격이 내성적으로 바뀌고 자신의 행동이 다른 사람에게 미치는 영향에 대해 개의치 않는 것을 말한다. 치매환자의 인격 변화는 환자의 가족들을 가장 괴롭히는 양상이다. 편집증적인 망상을 가지고 있는 치매환자는 전반적으로 가족들과 간호하는 사람에게 적대적으로 변하는 경우가 많다.

② 성격 변화

치매에 걸리면 점차 세상일에 대해서 무관심해지고, 특히 다른 사람과의 만남을 꺼려하고, 만나도 다른 사람의 욕구에 전혀 관심이 없어진다. 그리고 모든 것을 자기중심적으로 생각하고, 이기적으로 되어 간다. 그리고 활동적이던 사람도 치매에 걸리면 수동적이 되고 냉담해진다.

③ 외모에 대한 관심의 변화

치매에 걸리면 점차 자신의 외모에 관심이 없어지고 깔끔하던 사람이 위생관념이 없어져 지저분하게 보이고 모든 활동에 흥미와 의욕이 없어지는 등 우울감이 심해진다.

④ 정신 장애

치매에 걸리면 불안, 초조, 우울증, 심한 감정의 굴곡, 감정, 실조, 무감동 등이 발생한다. 또한 환청, 환시, 환촉 같은 감각기능 상의 장애가 발생하며, 피해망상증이 흔히 발생하기도 한다. 이로 인해 발생하는 행동장애로는 공격적 행동이 나타나 자해하거나 타인에게 위해를 끼친다.

⑤ 기타

치매에 걸리면 점차 소유개념을 잃어 염치를 모르게 되고 도덕관, 수치심, 성적으로 추한 행동을 스스럼없이 하기도 한다. 또한 고집스럽게 변하여 자기로 인하여 다른 사람에게 미치는 부정적인 영향을 전혀 인식하지 못하게 된다.

4. 행동 장애

치매가 심해질수록 치매환자에게는 행동 장애가 나타나게 된다. 치매가 심해지면 치매환자가 보호자만 찾아다니면서 졸졸 따라다닌다든지, 혼자서 무작정 집을 나가 사라진다든지, 특별한 목적 없이 계속 왔다 갔다 배회하는 증상이 나타난다.

행동 장애가 나타나면 치매환자는 심하게 초조한 모습을 보이면서, 때때로 보호자나 다른 사람에게 화를 내거나 폭력적인 행동을 하기도 한다. 그리고 가족이나 간호인에게 계속 의미 없는 질문을 반복해서 묻거나, 지속적으로 뭔가 불만을 드러내기도 한다.

치매가 진행될수록 신체적인 기능이 떨어져 넘어지거나 부딪힘으로 인해서 신체적 장애를 입을 수 있다. 심하면 자신의 몸에 자해를 하거나, 더 큰 문제는 치매 환자를 돌보는 가족이나 보호자를 대상으로 공격적인 행동을 함으로 인해서 타인에게 피해를 입히는 사고가 생기기도 한다.

특히 보호자들 입장에서는 치매나 행동장애에 대한 사전지식이 없으면 환자가 의도적으로 자기를 힘들게 하기 위해 그런다고 생각하게 되어 보호자를 더욱 힘들게 한다.

제 2 장

치매의 종류

1

알츠하이머 질환

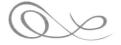

치매는 뇌의 기질적인 병변이 원인인데, 병변은 하나가 아니라 여러 가지 원인에 의해 발병된 최종적인 결과나 상태를 말한다. 치매의 원인이 되는 질환으로는 내과, 신경과 및 정신과 질환 등 70여 종류로 알려져 있다. 그 중에서 가장 많은 원인은 알츠하이머형 치매로 50~60%에 해당된다.

알츠하이머형 치매는 1907년 알로이스 알츠하이머가 질환의 뇌 병리 소견을 처음 학계에 보고하였기에 그의 이름을 따서 알츠하이머 질환(AD : Alzheimer's Disease)라고 명명하였다. 알츠하이머 질환은 치매환자 중 약 3분의 2를 차지하기 때문에 노인성 치매라고 부르기도 한다.

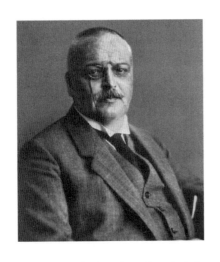

[그림 2-1] 알로이스 알츠하이머

알츠하이머 질환은 흔히 나이가 들면서 서서히 인지기능과 일상생활 능력을 저하 시킨 후 죽음에 이르게 하는 대표적인 퇴행성 신경정신계 질환이다. 정신과의사인 알츠하이머는 수년간 진행성 치매로 사망한 여자의 뇌를 해부해본 결과 육안으로 봐도 나이에 비해 뇌가 눈에 띄게 수축되어 있었으며, 조직검사를 해보니 뇌신경 섬유가 엉켜진 것과 반점을 발견하였다. 이후 알츠하이머는 인지기능의 저하가 뚜렷한 환자들을 부검해서 뇌 조직을 볼 때마다 이와 유사한 소견을 발견할 수 있었다.

알츠하이머는 치매에 걸린 사람들이 지적 능력을 유지하는데 중요한 뇌 부위에 있던 신경세포들이 많이 없어진 것과 이러한 뇌신경세포 사이에서 오가는 아주 복잡한 신호들을 서로 전달해주는데 필요한 어떤 특정 화학물질의 양이 많이 떨어져 있다는 것을 발견하였다. 그리고 알츠하이머는 치매가 매우 서서히 발병하여 점진적으로 진행되는 경과가 특징적이라는 것을 발견하였다.

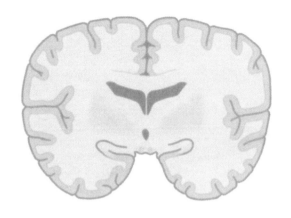
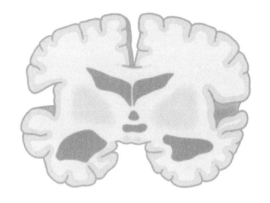

[그림 2-2] 건강한 뇌　　　　　　　　　　[그림 2-3] 알츠하이머 병에 걸린 뇌

알츠하이머형 치매는 주로 65세 이후에 많이 나타나지만, 드물게 40, 50대에서도 발생한다. 발병 연령에 따라 65세 미만에서 발병한 경우를 조발성(초로기) 알츠하이머병, 65세 이상에서 발병한 경우 만발성(노년기) 알츠하이머병으로 구분할 수 있다.

알츠하이머 질환의 첫 번째 증상은 아주 가벼운 건망증이 나타나며, 초기에는 두통, 현기증, 우울증 등 정신증상으로 시작되는 경우가 많다. 이것이 점차 진행되면 고도의 기억력 감퇴, 공간과 시간의 지남력 상실, 언어 구사력, 이해력, 읽고 쓰기 능력 등의 장애를 가지고 오게 된다. 그리고 이 시기를 지나면 경련발작이나 보행 장애가 나타난다. 그 이후에 질환에 걸린 환자는 불안해하기도 하고 매우 공격적이 될 수도 있으며, 집을 나와서 길을 잃어버리고 거리를 방황할 수도 있다.

2

뇌 혈관성 치매

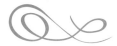

뇌 혈관성 치매는 치매 중에서 두 번째로 많은 것으로, 치매환자의 20% 정도를 차지한다. 혈관성 치매는 다른 퇴행성 질환과 달리 고혈압과 뇌동맥 경화증, 당뇨병 등에 의한 뇌혈관 장애로부터 이차적으로 뇌세포에 변성을 일으키는 것을 말하며 다발성 뇌경색이라고도 한다.

뇌 혈관성 치매는 원인에 따라 여러 가지로 분류할 수 있다. 뇌에 피를 공급하는 뇌혈관들이 막히거나 좁아진 것이 원인이 되어 나타나거나, 반복되는 뇌졸중(중풍 또는 풍)에 의해서도 나타날 수 있는데, 뇌 안으로 흐르는 혈액의 양이 줄거나 막혀 발생하게 된다.

뇌졸중은 뇌혈관이 막히거나 터져서 그 혈관에 의해 혈액공급을 받는 뇌 조직이 기능을 하지 못하여서 갑자기 나타나는 것이 특징이다. 뇌졸중에 걸린 사람들 중에 1/4이상이 혈관성 치매에 걸리는 것으로 나타났으며, 한국인의 3대 사망 원인 중 하나다.

혈관성 치매는 서서히 조금씩 진행되는 알츠하이머병 치매와는 달리 갑자기 치매현상을 보이거나 상당 기간에 걸쳐 호전과 악화의 경과를 보인다.

혈관성 치매에 걸리게 되는 경우는 과거에 뇌졸중의 경력이 있거나, 국소적인 신경학적 이상 소견을 가지는 것이 보통이다.

혈관성 치매의 초기증상은 두통, 현기증, 상하지의 무력감, 몸이 저리고 피로하기 쉬우며 집중곤란 등의 신경쇠약 증상으로 시작되는 경우가 많다. 그리고 인지능력이나 정신능력이 조금 나빠졌다가 그 수준을 유지하고 또 갑자기 조금 나빠졌다가 유지되고 하는 식의 단계적 악화의 양상을 보인다.

신체적으로는 팔, 다리 등의 마비가 오거나 언어장애나 구동장애 또는 시야장애 등도 흔하게 나타
난다. 인격변화는 비교적 초기에서부터 볼 수 있으며 원래의 성격이 첨예화되는 수가 많다. 또 하나의
특징은 뇌 혈관 장애의 과거 경력이 있는 것과 뇌 신경증상을 나타낸다는 것이다.

혈관성 치매는 일단 발생하면 완치될 수 없으나, 초기에 자기공명영상장치(MRI)를 통해 발견할
수 있으며, 적절한 치료를 받으면 더 이상의 악화는 막을 수 있다. 따라서 혈관성 치매는 기초 질환의
치료와 예방에 의해 그 증상을 막거나 또한 지연시키는 것도 가능하므로 성인기부터 정기적인 검진
에 적극 참가하여 적절한 지도를 받는 것이 치매예방에 있어 중요하다.

3

파킨슨병

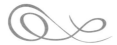

　파킨슨병은 도파민 신경세포의 소실로 인해 발생하는 신경계의 만성 진행성 퇴행성 질환을 말한다. 파킨슨병에 걸리면 뇌 질환의 하나로 뇌에 있는 도파민을 전달하는 신경세포가 점차 소실되어 치매에 걸리게 된다.

　도파민을 전달하는 신경세포가 점차 소실되면 도파민이 부족해지게 되어 신체의 떨림, 경직, 느린 운동, 자세 불안정성 등 운동신경이 원활하게 작동하지 못하는 운동 신경 장애가 생긴다.

　파킨슨병 환자는 60세 이상에서 인구의 약 1% 정도로 추정된다. 파킨슨병에 걸린 환자들 중 30~40% 정도는 파킨슨병의 말기에 치매의 증상을 나타난다.

　증상은 초기에는 몸과 팔, 다리가 굳고 동작의 어둔함을 느끼게 된다. 그리고 가만히 있을 때 손이 떨리며, 말이 어눌해지고, 보폭이 줄고, 걸음걸이가 늦어지는 등의 현상이 나타나다 누적되어 치매로 발전되는 경우가 있다.

　반대로 알츠하이머병 환자의 일부는 병이 진행하면서 파킨슨병의 증상을 보일 수도 있다.

　파킨슨병에 의한 치매는 약물을 복용함으로써 운동장애 기능을 완화하여 줄 수 있지만 부작용 현상으로 망상, 환각, 일시적인 혼란 상태 또는 비정상적인 움직임이 나타날 수 있다.

4

피크병

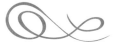

　피크병은 체코의 정신의학자 아놀드 피크(Arnold Pick)가 발견해 그의 이름을 따서 지은 것으로, 치매의 일종이다. 피크병은 알츠하이머, 루이소체병, 혈관성 치매에 이어 네 번째로 많이 발견되고 있다.

　피크병은 뇌의 앞, 옆 부분이 위축돼 발생된다고 알려져 있으나 위축의 원인은 아직 명확하게 밝혀지지 않았다. 피크병은 노인층이 아니라 젊은 층에게서도 많이 발견된다. 여성보다는 남성에게서 많이 발병되는 양상을 보이고 있으며, 우울증으로 오진하기 쉽다.

　피크병의 증상은 뇌의 전두엽이나 측두엽이 손상되어 처음에는 언어 상의 장애가 오며, 점차 행동장애, 인격장애 그리고 결국은 기억장애가 나타나는 비교적 드문 뇌 질환이다.

　피크병은 갈수록 증상이 심해져 결국은 언어장애와 이상행동 그리고 치매를 유발하게 된다. 예를 들어 주변 상황을 배려하지 않는 지나친 행동을 하거나, 갑자기 물건을 훔치는 등의 행동을 하고도 기억을 하지 못하는 증상을 보인다. 또한 단기간만 기억할 수 있고, 같은 음식을 자꾸 먹으려 하거나, 했던 말을 자꾸 반복하는 모습을 보이기도 한다.

　피크병은 매우 이상한 행동양식을 보이기 때문에 종종 정신과의사에 의해서 발견되기도 한다. 알츠하이머병과 같이 부검에 의해서만 확진할 수 있다.

5

루이소체병

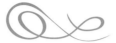

　　루이소체병으로 인한 치매는 흔한 질환이지만 의외로 한국에선 잘 알려져 있지 않다. 루이소체병은 치매 중에서 알츠하이머병 다음으로 흔한 치매 유형으로 치매의 20% 정도를 차지한다. 하지만 우리나라에서 루이소체 치매 환자의 수가 얼마나 되는지는 지금껏 제대로 파악조차 되지 않은 실정이다.

　　루이소체병의 증상은 의식 및 인지기능의 심한 기복, 환시, 피해망상과 수면장애(꿈을 꾸다가 소리를 지르거나 꿈을 꾸면서 꿈의 내용대로 움직이는 증상)이 나타난다.

　　루이소체병에 걸리면 알츠하이머 치매에서 보이는 기억력 장애, 공간감각 저하, 사물 인식능력 저하 등과 같은 인지 장애 증상이 보인다. 그리고 파킨슨병에서 보이는 증상인 느린 동작, 손 떨림, 몸이 뻣뻣해지는 증상, 보행 및 균형장애가 동시에 수반되는 특이 질환이다.

　　루이소체병에 걸리면 알츠하이머 치매나 파킨슨병의 증상이 나타나기 때문에 적절한 진단을 내리기가 어려운 경우가 많다. 그러다 보니 잘못된 진단이 내려지기도 한다.

6

크로이트펠트 야콥병

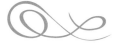

크로이트펠트 야콥병은 신경 및 신경근육계 이상이 빠르게 진행되는 대단히 희귀한 퇴행성 뇌질환이다. 크로이트펠트 야콥병은 프라이온(prion)단백질이라 불리는 물질에 의하여 발생하는 것으로 알려져 있다. 프라이온(prion)단백질은 핵산을 포함하지 않은 단백질로 구성된 감염 물질이다.

크로이트펠트 야콥병은 가족성, 감염성, 산발성 형태 모두 프리온 가설로 설명되어지고 있다.

다른 치매는 주로 노인층에 나타나지만 크로이트펠트 야콥병은 청년층과 장년층에서 나타난다.

크로이트펠트 야콥병의 증상은 초기에는 기억력 장애가 나타나고, 혼돈, 우울증, 행동 변화, 시력 장애, 조화 능력의 장애가 나타난다. 이후 의식장애와, 근육의 간대성 근경련 또는 팔, 다리에 허약감, 또는 앞이 잘 안 보이는 등의 시각 증상으로 시작해서 매우 빠르게 진행된다.

크로이트펠트 야콥병에 걸리면 대략 10년이 지나야 질병이 발병하는 것처럼 보이나, 일부 사례에서 잠복기가 30년 이상 연장되기도 한다. 결국은 혼수상태에 이르게 된다.

7

헌팅톤병

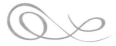

헌팅톤병은 뇌의 특정 부위의 신경 세포들을 선택적으로 파괴되어 가는 진행성 퇴행성 뇌 질환을 말한다. 헌팅톤병은 4번 염색체의 '헌팅틴(Huntingtin)'으로 알려진 유전자의 돌연변이에 의해 발병하며, 유전되는 질환이다.

헌팅톤병은 근육간 조정능력의 상실과 인지능력 저하 및 정신적인 문제가 동반되는 진행성의 신경계 퇴행성 질환으로, 유전적 질환으로 알려져 있다.

헌팅톤병에 걸리면 10~25년 또는 그 이상의 경과를 밟으며, 폐렴이나 기타 감염, 낙상으로 인한 손상 등 생명을 위협하는 합병증이 동반되기도 한다.

헌팅톤병은 사람의 몸과 마음을 모두 침범하여 사람을 힘들게 한다. 헌팅톤병에 걸리면 초기에는 손, 발, 얼굴, 몸통에 있는 각 부분이 내 의지와 관계없이 스스로 움직이며, 무의식적으로 몸을 비트는 듯한 비교적 느린 움직임이 나타난다.

병이 진행함에 따라서 인격과 지적능력이 점차 떨어지고 기억력, 언어능력, 판단력 등도 점차 감소하게 된다. 치매는 이 병의 말기에 나타난다.

노인들에게서는 치매의 증상으로 주로 나타나는 것에 비해 얼굴이나 팔 등이 저절로 움직여지는 무도증 등으로 나타나거나 정신질환으로 나타날 수도 있다.

8

기타

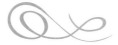

1. 알코올성 치매

술을 많이 마셔 알코올 중독으로 생기는 치매를 알코올성 치매라고 한다. 술을 지속해서 많이 마시면 비타민 B_1 의 결핍으로 뇌 손상을 일으키고, 알코올에 포함된 독성물질에 의한 뇌기능 장애가 일어난다. 또는 다른 이유로 사용하는 약물에 의해서도 혼돈상태가 유발되어 인지장애나 치매증상이 나타난다.

2. 기타 치매

외부 원인에 의한 뇌손상, 대사성 뇌 질환, 갑상선 질환, 영양결핍증, 우울증, 후천성면역결핍증(HIV) 감염 등으로 치매가 발병할 수도 있다.

제 3 장

뇌의 구조와 치매와의 관계

1

뇌의 구조

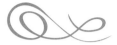

    뇌는 인체 기관 중에서 가장 복잡한 구조로 되어 있으며, 1,000억 개의 신경세포로 구성되어 신경세포가 밀집되어 있는 신경 덩어리라고 할 수 있다. 신경세포들은 끊임없이 정보를 교환하여 근육과 심장, 소화기관 같은 모든 기관의 기능을 조절할 뿐 아니라, 생각하고 기억하고 상상하는 등 인간의 복잡한 정신 활동을 일으킨다. 따라서 뇌는 우리 몸의 모든 기능을 관장하고, 사고하기 때문에 뇌가 조금만 손상을 입으면 그로 인해 영향을 받게 된다.

    인간의 뇌는 대뇌, 사이뇌, 소뇌, 중간뇌, 다리뇌, 숨뇌로 나뉘며 그 역할을 보면 다음과 같다.

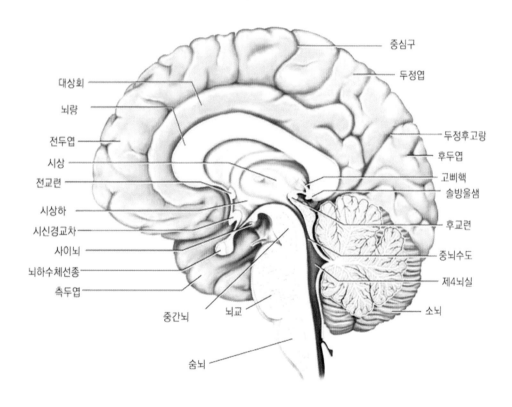

[그림 3-1] 뇌의 구조

1. 대뇌

대뇌는 뇌 중 가장 많은 부분을 차지하며, 좌우 2개의 반구로 구성되어 있다. 표면의 대뇌피질과 내부의 백질로 구성되어 있으며, 신경세포와 신경 교세포들이 모여 있다. 이 중에서 신경세포가 주로 신체활동과 정신활동을 담당하는데, 그 신경세포의 몸체는 주로 뇌의 겉껍질 부분에 모여 있다. 그래서 이 부분을 피질이라고 부르고 약간 회색 기운을 띄고 있어서 회백질이라고도 부른다.

대뇌가 담당하는 것은 감각 기관으로부터 들어온 감각 정보를 분석하고, 운동, 감각, 언어, 기억 및 고등정신기능뿐 아니라 생명유지에 필요한 각성, 자율신경계의 조절, 호르몬의 생성, 항상성의 유지 등의 기능을 수행한다.

2. 사이뇌(간뇌)

대뇌와 중뇌 사이에 위치하는 여러 신경 구조들의 복합체이다. 사이뇌는 시상상부, 시상, 시상하부, 시상 밑부로 구성된다. 사이뇌는 감각신호를 뇌에 입력하는 신경세포와 뇌의 다른 부분을 연결시켜 주는 감각신호 전달 기관으로 작용하는 역할을 한다.

사이뇌는 구성하는 부위에 따라서 기능이 다른데, 시상상부는 변연계와 뇌의 다른 부분을 연결하는 기능을 하고, 감정 조절에 관여한다. 시상하부는 자율신경계 중추이며 수분대사, 식욕, 수면, 각성주기, 체온조절 등에 관여하고, 호르몬 분비를 조절하는 기능을 한다.

3. 소뇌

머리 뒤쪽에 있는 소뇌는 전체 뇌 용적의 10% 정도를 차지하는 중추신경계의 일부로 대뇌의 뒤쪽 아랫부분에 위치하며 무게는 150g 정도이다. 소뇌는 표면에 있는 자잘한 주름이 많은 것이 특징이다.

소뇌는 평형기관에서 전달된 정보를 바탕으로 몸의 균형을 유지하며, 대뇌피질이 내린 운동 지시가 제대로 이루어지도록 우리 몸의 근육을 선택하여 어느 정도 움직이게 할지를 판단한다. 따라서 소뇌는 우리 몸의 균형을 유지하고 운동 기능을 조절하는 기능을 한다.

4. 중간뇌

뇌의 정중앙에 위치하여 '가운데골', '중뇌'라고 불린다. 중간뇌는 뇌의 대부분을 차지하고 있는 좌우 대뇌 반구 사이에 끼어 있는 뇌줄기를 구성하고 있다. 중간뇌를 포함하는 뇌줄기는 우리가 보통 '숨골'이라고 부를 정도로 사람의 생명을 유지하고 조절하는 데 중요한 기능을 한다.

중간뇌는 부피 자체는 아주 작지만 중요한 신경과 신경핵 등 필수적인 구조물들이 집약되어 있으며, 시각과 청각 신경이 지나는 곳이다. 중간뇌는 눈의 운동과 눈동자의 크기를 조절하고, 대뇌가 중요한 일에 집중할 수 있게 도와주는 기능을 한다.

5. 다리뇌(교뇌)

중간뇌와 숨뇌 사이 뇌줄기에 존재해 앞쪽으로 돌출되어 있으며, 중간뇌와 숨뇌, 소뇌를 다리처럼 연결하는 역할을 한다.

다리뇌는 얼굴신경이나 갓돌림 신경의 핵이 존재하는 곳이다. 중간뇌의 경우와 마찬가지로 올라가거나 내려가는 다양한 신경섬유의 통로로 소뇌와 대뇌 사이의 정보전달을 중계하며, 숨뇌와 함께 호흡 조절의 기능을 한다.

6. 숨뇌(연수)

숨뇌는 뇌줄기를 구성하는 하나의 부분으로 가장 아래쪽에 위치한 부위로 위로는 다리뇌와 아래로는 척수, 뒤로는 소뇌와 맞닿아 있다. 숨뇌의 앞면 정중선을 중심으로 피라미드라는 융기부가 있고 운동을 담당하는 겉질 척수로 신경 다발의 대부분이 이 곳으로 지나간다.

숨뇌는 호흡과 심장박동 순환을 조절하며 침 분비, 하품, 재채기와 같은 무의식적인 활동을 일으킨다. 또한 숨뇌는 몸의 상태를 일정하게 유지하거나 소화 등을 조절하는 생명유지 기능을 담당한다.

뇌의 구조

대뇌의 각 부위가 하는 일을 연결하세요.

대뇌 ●	● 소뇌와 대뇌 사이의 정보전달을 중계하며, 숨뇌와 함께 호흡 조절의 기능
사이뇌 ●	● 감각 정보 분석, 운동, 감각, 언어, 기억 및 고등정신기능
소뇌 ●	● 수분대사, 식욕, 수면, 각성주기, 체온조절
중간뇌 ●	● 몸의 균형을 유지하고 운동 기능을 조절하는 기능
다리뇌 ●	● 심장박동 순환을 조절하며 침 분비, 하품, 재채기와 같은 무의식적인 활동
숨뇌 ●	● 눈의 운동과 눈동자의 크기를 조절하고, 대뇌가 중요한 일에 집중할 수 있게 도와주는 기능

2

뇌의 발달 과정

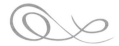

뇌는 태어나면서부터 죽을 때까지 변하며, 인간의 정체성을 결정한다. 인간의 뇌는 무려 24~25세에 완성되고 이후에는 점차 뇌세포가 죽어간다.

갓난아이의 뇌의 무게는 같은 400g이며, 1년 후에는 2배인 800g으로 증가하고, 4년 후에는 1,200g으로 증가한다. 만 6~7세에는 어른과 같은 크기로 성장한다. 인간의 뇌는 신경세포들로 구성되어 있다.

아기의 뇌 역시 장차 성인이 되어 갖게 될 신경세포들을 대부분을 이미 가지고 있다. 신경세포의 수에 있어서는 어른과 아이의 뇌는 대동소이하다. 따라서 뇌가 발달한다는 것은 신경세포가 늘어나는 것이 아니라, 신경세포를 연결하는 신경망이 더 촘촘해지고 서로 복잡하게 얽히는 것을 말한다.

소위 말하는 똑똑한 뇌, 높은 지능을 갖기 위해서는 신경망의 연결이 중요하다고 할 수 있다.

뇌의 발달과정은 시기적으로 단계가 있고 기능이 증가한다. 뇌의 발달과정을 보면 다음과 같다.

1. 태아기

태아기는 아기가 태어나기 전에 엄마 뱃속에 있는 동안을 말하는 것으로, 뇌의 기본적인 형태가 완성되는 시기다. 태아의 뇌는 왕성한 세포분열이 일어나 최종적으로 유지할 뉴런의 2배인 약 2천억 개의 신경 세포를 생성하고, 뇌의 여러 부위로 이동한다.

태아기의 신경 세포는 사고과정의 질뿐만 아니라, 개인의 기질, 재능, 약점 및 기발함을 결정하는 데 도움이 된다. 따라서 태아는 환경에 아주 민감하고, 어떤 자극을 받느냐에 따라 뇌의 성장 정도가 결정된다.

임신부가 알코올, 니코틴, 약물 및 전염병에 접하거나 지나친 산소 및 영양분 부족을 겪을 경우에 신경세포의 이동에 방해를 받게 되면 심각한 영아간질, 자폐증 또는 정신분열증이 나타날 수 있다.

또한 임신부가 지나친 스트레스를 겪을 경우에 일시적으로 태아에게 혈액공급이 중단될 수 있고, 그로 인해 태아의 뇌형성에 치명적인 영향을 줄 수 있다.

2. 0~2세

영아기는 뇌의 전반적인 부분이 발달하는 뇌의 기초공사가 이루어지는 시기로 시냅스(신경 세포의 사이의 연결 부위)가 급속하게 증가한다. 이 시기에 생겨난 엄청난 양의 시냅스는 아이의 경험에 의해 선택적으로 발달하게 된다. 사용하지 않은 시냅스는 제거되고, 경험을 통해 자극을 받아 필요성을 인정받은 시냅스는 살아남아 각기 독특한 뇌 네트워크를 형성하게 된다.

신생아의 경우 뇌에서 감각 운동영역, 대상피질, 시상, 뇌간, 소뇌, 해마의 활동이 활발해진다. 2~3개월 지나면 두정엽, 측두엽, 시각피질, 기저핵 등의 활동이 활발해진다. 6~12개월에는 전두엽의 활동이 활발해진다.

이 시기에는 점차 의도적인 동작을 시작하며, 청각계의 성장 및 발달, 시각력의 성장 완료, 평생 사용할 신경세포가 발달, 해마가 발달되어 경험한 내용을 기억하며 전두엽이 급속 성장한다.

신생아의 뇌는 적절한 자극에 의해 신경 시냅스 회로를 새로 만들고 강화한다. 이때 뇌를 어떤 환경에 두느냐에 따라서 뇌 회로가 치밀하게 될 수도 있고 엉성해질 수도 있는 것이다. 따라서 영아기에 뇌를 잘 발달시키면 영재나 수재로 키울 수 있지만, 아무리 좋은 뇌를 가진 아이도 내버려두면 저능아가 될 수 있다.

3. 2~4세

이 시기는 전두엽과 변연계가 발달하는 시기로, 뇌 전체 회로망의 50%가 완성된다. 3세 이후부터는 새로운 경험이나 반복적인 경험을 통해 새로운 시냅스들이 생기기도 하고 사용하지 않는 시냅스들은 점차 제거되어 균형을 이루게 된다.

이 시기에는 종합적인 사고와 도덕성이 집중적으로 발달하게 된다. 또한 측두엽이 발달하면서 언어 사용이 점점 많아지며, 언어에 대한 이해가 높아진다. 전두엽이 성장하고 척수의 운동신경과 연결된다.

이 시기에 심리적 충격이나 학대, 애착부족, 모성우울증, 약물, 빈곤 등의 부정적인 경험을 하게 되면 인지능력뿐만 아니라 정서조절능력이 손상되어, 후에 스트레스를 받거나 자신의 욕구가 좌절되는 상황에서 공격성이나 폭력성을 나타낼 수도 있다.

4. 4~6세

이 시기는 비로소 인간다운 사고능력을 키우며, 정보전달과 처리시간이 빨라지는 시기이다. 이 시기는 인간의 고등 정신작용을 조절하는 전두엽의 신경회로망이 발달하게 되고, 뇌 전체 회로망의 90%가 완성된다.

이때부터 아이들은 지적 호기심이 강하게 되어 질문이 많아진다. 이 시기에는 아이 스스로 생각해서 답을 말할 수 있도록 해줌으로써 전전두엽이 잘 발달될 수 있도록 해야 한다.

유소년 시절의 뇌 속에서는 정상적 뇌를 만들기 위한 작업이 정열적으로 행해짐으로써 시냅스는 대량 사멸하게 된다. 즉, 불필요한 시냅스를 사멸시키는 한편, 필요한 시냅스를 탄생시키면서 뇌의 균형을 절묘하게 형성하고 있는 것이다.

5. 7~15세

7~12세까지는 좌우뇌가 통합 발달되면서 인간다운 사고능력이 급속히 발달하게 된다. 뇌 발달은 외부정보를 스스로 처리할 때 잘 발달된다.

이 시기에 외부에서 주입되는 주입식교육과 단순 반복학습은 뇌 발달을 편향되게 만들고 신경회로망의 발달도 느리게 한다. 능동적으로 스스로 학습하는 뇌만이 제대로 신경회로망을 발달시켜 뇌 기능을 최적화시키게 된다.

7세 무렵부터는 공간지각력과 수리력을 담당하는 두정엽과 언어를 담당하는 측두엽의 시냅스가 활발하게 형성되기 시작한다. 두정엽이 발달하게 되면 수학과 과학을 비롯한 여러 종류의 새로운 학습이 가능해진다.

측두엽이 발달하게 되면 말하기, 듣기, 읽기, 쓰기와 같은 본격적인 한글 학습과 외국어 학습이 효과적으로 이루어진다.

3

전두엽

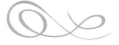

1. 정의

전두엽(前頭葉)은 말 그대로 머리 앞부분이라는 뜻으로 이마엽이라고도 한다. 인간의 뇌는 모든 동물 중 전두엽의 비중이 가장 크며 대뇌피질 중에서 가장 최근에 진화된 부분이며, 다양한 고급 기능을 담당한다.

2. 기능

전두엽은 다른 뇌 부위들과 연결되어 주로 인간의 인지와 정서기능을 관여하고, 나머지 뇌 부위를 통제하는 기능을 수행한다.

전두엽의 신경세포들이 주로 하는 일은 기억력, 사고력 등을 주관하고 다른 감각기관으로 부터 들어오는 정보를 조정하고 행동을 조절한다.

3. 손상

전두엽 관리기능에 손상을 입게 되면 인지적 측면에서는 판단력, 인지적 유연성, 창의성, 계획성, 추상적 사고 등이 심한 감퇴를 보이고, 주의력 결핍 과잉행동장애 증상(ADHD)이 나타나고, 행동적 측면에서는 적응 행동에 매우 광범위하고 심각한 문제를 보인다. 그리고 정서와 성격에서 극적인 변화가 일어나 무공감, 충동 조절장애, 냉정하고 반성이 없는 폭력성이 나타날 수 있다.

4

두정엽

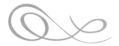

1. 정의

두정엽(頭頂葉)은 머리(頭)의 정수리 부분(頂)이라는 의미로 뇌 중에서 가장 상층부에 있기 때문에 마루엽이라고도 한다.

2. 기능

두정엽은 신체를 움직이는 기능뿐 아니라 사고 및 인식 기능 중에서도 수학이나 물리학에서 필요한 입체·공간적 사고와 인식 기능, 계산 및 연상 기능 등을 수행하며, 외부로부터 들어오는 정보를 조합하는 역할을 한다.

특히 오른 쪽 두정엽은 공간을 파악하는 능력을 가지고 있으며. 공간에서 방향이나 위치를 파악하거나, 시계 바늘의 위치를 보고 시간을 파악하는 기능을 담당한다.

3. 손상

두정엽이 손상되면 위치나 방향 파악이 어렵고, 계산과 연산 기능이 떨어진다. 알츠하이머병에서는 이 두정엽 기능이 비교적 초기부터 저하되는 것으로 알려져 있다.

5

측두엽

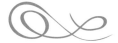

1. 정의

　측두엽(側頭葉)은 양쪽 귀의 위쪽인 이른바 '관자놀이' 라고 부르는 부위에 해당하는 영역을 말하기 때문에 관자엽이라고도 한다. 오른쪽 측두엽은 몸의 왼쪽을 통제하고, 왼쪽 측두엽은 몸의 오른쪽을 통제한다.

2. 기능

　측두엽은 청각 정보와 후각 정보가 일차적으로 전달되는 영역이며, 기억력, 학습 능력, 언어 능력 등을 담당한다. 왼쪽 측두엽은 언어기억, 단어인식, 읽기, 언어, 감정 등을 담당하며, 오른쪽 측두엽은 음악, 안면인식, 사회질서, 물체인식 등을 담당한다.

3. 손상

　측두엽에 손상을 입으면 언어에 대한 이해력이 급속하게 떨어진다. 알츠하이머병과 같은 질병에서는 이 측두엽 부위의 신경세포가 자꾸 죽어서 없어져 기억력이 떨어지고 언어 표현과 이해력이 점차 떨어져가게 되는 원인이 되기 때문에 치매와 밀접한 관계를 갖고 있는 부분이다.

6

후두엽

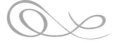

1. 정의

후두엽(後頭葉)은 대뇌의 뒤통수 부분에 해당하는 부위에 해당하기 때문에 뒤통수엽이라고 한다. 후두엽은 대뇌에서 가장 작으며, 후두엽에서 처리된 시각정보는 두정엽과 측두엽 두 갈래의 경로로 나뉘어 전달된다.

2. 기능

후두엽은 주로 시각적인 내용을 파악하는 기능을 가지고 있어 눈에서 온 시각정보가 모여서 사물의 위치, 모양, 운동 상태를 분석하고 통합하는 역할을 수행한다. 우리가 사물을 보면서 주변의 물건들을 파악하는 것은 후두엽 때문이다.

3. 손상

후두엽에 문제가 생기면 물체를 봐도 눈에 아무런 이상이 없어도, 시각정보를 파악, 분석하지 못하는 시각적 인지 불능 상태가 오게 된다. 또한 친숙한 사람의 얼굴을 알아보지 못하기도 한다.

7

변연계

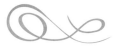

변연계(邊緣系)는 대뇌반구의 입구를 둘러싼 부분을 말한다. 변연계는 대뇌 피질과 신진대사와 관련된 호르몬을 조절하는 시상하부 사이에 위치하며, 대개 변연 피질과 해마, 편도체 등을 포함한다.

① 변연 피질 : 변연계를 구성하는 피질로서, 대상 피질이 하나의 주요 요소

② 해마 : 새로운 정보가 들어올 때마다 이를 처리하며, 그 가운데 보관할 정보와 폐기할 정보를 분류

③ 편도체 : 좌반구와 우반구에 하나씩 존재하며 감정을 조절

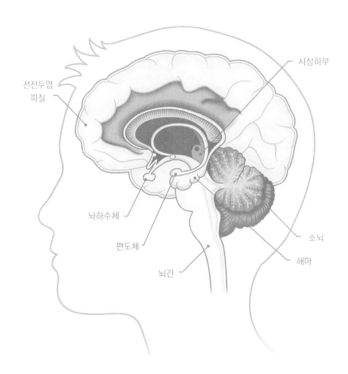

[그림 3-1] 뇌의 구조

변연계는 일련의 구조물들을 가리키며 주로 감정, 행동, 욕망 등의 조절에 기여하며 특히 기억에 중요한 역할을 한다.

대뇌의 기능

대뇌의 각 부위가 하는 일을 연결하세요.

전두엽	●	●	공간력 계산력
두정엽	●	●	기억력 사고력
측두엽	●	●	시각 시지각력
후두엽	●	●	언어력 감정

제 4 장

치매관련 정책과 복지서비스

1

치매 국가책임제

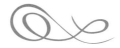

정부는 2017년 7월 치매 국가책임제 공약을 발표하였다. 치매 국가책임제는 문재인 대통령의 대표적인 공약 중 하나로서 급증하는 치매환자의 증가에 따라 이를 개인의 부담으로 돌리기보다 국가가 앞장서서 국가 돌봄 차원으로 격상하여 해결하겠다는 의지를 보인 정책이다.

치매 국가책임제는 치매 예방, 조기 발견, 지속적 치료 및 관리 등을 통해 치매로 인한 사회적, 경제적 비용을 절감하자는 취지로 추진되고 있다. 이를 위해서 구체적으로 치매지원센터 지원, 치매 안심병원설립, 치매의료비 부담완화, 전문 요양사 파견제 도입 등을 확충하는 것으로 되어 있다.

치매 국가책임제 공약 이행의 일환으로, 2018년부터 본격적인 치매 국가책임제의 시행을 위해 총 2,023억 원 규모의 추경예산을 통해 전국 치매안심센터와 치매안심병원을 확충하기로 했다.

2,023억 원의 치매 예산은 구체적으로 치매안심센터를 252개소로 확대하는데 1,230억 원, 치매안심센터의 1개월 운영비 188억 원, 전국 공립요양병원에 치매전문병동 확충에 605억 원이 편성 되었다.

2

치매 노인 공공후견제도

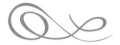

    치매관리법에 따라 모든 지자체는 치매 노인 공공후견제를 실시해야 한다. 노인 공공후견제는 전문직에서 퇴직한 노인이 치매를 앓고 있는 저소득층 노인의 후견인 역할을 맡는 서비스를 말한다. 노인 공공후견제는 치매·독거노인에 대한 지원과 노인 일자리 창출이라는 목적을 가지고 실시하는 제도이다.

    치매 노인 공공후견제도는 치매 국가책임제의 일환으로 정신적 제약으로 의사 결정이 어렵고 금융 사기 등 범죄에 취약한 치매 노인의 결정권을 보호한다는 취지다. 그래서 중증 치매를 앓으면서 보호자가 없이 혼자 사는 기초생활수급자 등에게 공공 후견 서비스를 제공한다. 대상자는 전국 4,400명 정도로 추정된다.

    먼저 각 지자체에 있는 독거노인 종합지원센터와 치매안심센터가 함께 대상자들을 찾게 된다. 찾아가는 치매 서비스와 검진, 독거노인 안부 확인 등을 활용한다. 여기서 확인된 저소득 치매 노인의 재산관리를 돕고 수술 등 중요한 의료행위를 동의하는 등의 후견인은 전문직에서 퇴직한 노인을 활용한다.

    치매 노인 공공후견제도는 복지부 산하 중앙치매센터가 사업을 지원하는 역할을 맡는다. 지자체가 법원에 후견 심판을 청구할 때 심판청구서 작성을 돕고, 후견인에게 법률 자문을 해주게 된다. 각 지자체는 사업 시행 주체로서 이러한 절차를 총괄 관리한다.

3

노인 장기요양보험제도

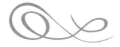

우리나라는 이미 2000년에 고령화 사회(aging society)로 진입하였고, 이후 세계에서 유례가 없을 정도로 빠른 속도로 고령사회(aged society)를 향해서 치닫고 있다. 이러한 급격한 고령화에 따라 치매나 중풍 등 일상생활이 어려운 노인의 수도 날로 증가하고 있다.

그럼에도 불구하고 장기요양이 필요한 노인을 집에서 돌보기 어려운 것이 지금의 실정이다. 노인의 장기요양 문제는 가정에서 부담해야 하는 비용이 과중하기 때문에 우리가 시급히 해결해야 할 심각한 사회적 문제이자 국가적인 문제이기도 하다.

이와 같은 노인의 간병·장기요양 문제를 해결하고자 사회적 연대원리에 따라 정부와 사회가 공동으로 해결하는 사회보험 방식으로 노인 장기요양보험 제도를 도입하였다. 노인 장기요양보험 제도는 2007년 4월 노인 장기요양보험법이 제정되어 2008년 7월부터 시행되었다.

1. 노인 장기요양보험 제도의 개념

노인 장기요양보험 제도는 고령화 사회로 급속하게 진전함에 따라 요양보호가 필요한 노인의 생활 자립을 지원함으로써 가족의 부담을 줄여주고, 늘어나는 노인요양비와 의료비 문제에 적절하게 대처하고자 도입된 공적 제도다.

노인 장기요양보험 제도는 고령이나 노인성 질병 등으로 다른 사람의 도움을 받지 않고서는 생활하기 어려운 노인에게 신체활동 또는 가사지원 등의 장기요양급여를 사회적 연대원리에 의해 제공하는 사회보험제도다.

2. 장기요양신청 대상

장기요양신청 대상은 스스로 일상생활이 곤란한 65세 이상 노인과 치매, 뇌혈관성 질환, 파킨슨병 등 노인성 질환을 가진 65세 미만자이다. 신청접수는 국민보험공단 지사에 설치된 장기요양보험 운영센터와 시군구 읍·면·동 주민센터에서 할 수 있다.

신청인의 심신 상태를 조사하여 '장기요양 인정점수'를 산정해 등급을 판정하며, 요양 1~5등급으로 판정받을 경우 장기요양급여 서비스를 이용할 수 있다.

〈표 4-1〉 장기요양 인정점수 산정을 위한 영역별 심신 상태를 나타내는 52개 항목

영 역	문 제		
신체기능 (기본적 일상생활기능) (12항목)	– 옷 벗고 입기 – 세수하기 – 양치질하기 – 목욕하기	– 식사하기 – 체위변경하기 – 일어나 앉기 – 옮겨 앉기	– 방 밖으로 나오기 – 화장실 사용하기 – 대변 조절하기 – 소변 조절하기
인지기능 (7항목)	– 단기 기억장애 – 날짜불인지 – 장소불인지 – 나이 – 생년월일 불인지	– 지시불인지 – 상황 판단력 감퇴 – 의사소통 – 전달 장애	
행동변화 (14항목)	– 망상 – 환각, 환청 – 슬픈 상태, 울기도 함 – 불규칙수면, 주야혼돈 – 도움에 저항	– 서성거림, 안절부절못함 – 길을 잃음 – 폭언, 위협행동 – 밖으로 나가려함 – 물건 망가트리기	– 의미없거나 부적절한 행동 – 돈, 물건 감추기 – 부적절한 옷입기 – 대소변불결행위
간호처치 (9항목)	– 기관지 절개관 간호 – 흡인 – 산소요법	– 욕창간호 – 경관 영양 – 암성통증간호	– 도뇨관리 – 장루간호 – 투석간호
재활 (10항목)	운동장애(4항목)		관절제한(6항목)
	우측상지 우측하지 좌측상지 좌측하지		어깨관절, 팔꿈치관절, 손목 및 수지관절, 고관절, 무릎관절, 발목관절

〈표 4-2〉 노인 장기요양보험 등급판정 기준

등급	심신 기능 상태
1	심신의 기능상태 장애로 일상생활에서 전적으로 다른 사람의 도움이 필요한 자로서 장기요양인정 점수가 95점 이상인자
2	심신의 기능상태 장애로 일상생활에서 상당 부분 다른 사람의 도움이 필요한 자로서 장기요양인정 점수가 75점 이상 95점 미만인 자
3	심신의 기능상태 장애로 일상생활에서 부분적으로 다른 사람의 도움이 필요한 자로서 장기요양인정 점수가 60점 이상 75점 미만인 자
4	심신의 기능상태 장애로 일상생활에서 일정 부분 다른 사람의 도움이 필요한 자로서 장기요양인정 점수가 51점 이상 60점 미만인 자
5	치매환자로서(노인장기요양보험법 시행령 제2조에 따른 노인성 질병으로 한정) 장기요양인정 점수가 45점 이상 51점 미만인 자
인지지원등급	치매환자로서(노인장기요양보험법 시행령 제2조에 따른 노인성 질병으로 한정) 장기요양인정 점수가 45점 미만인 자

3. 장기요양 급여

장기요양 급여는 6개월 이상 혼자서 일상생활을 수행하기 어렵다고 인정되는 자에게 신체활동, 가사활동의 지원 또는 간병 등의 서비스나 이에 갈음하여 지급하는 현금 등을 의미한다.

장기요양 급여는 재가급여, 시설급여, 특별현금급여로 나뉜다.

〈표 4-3〉 장기요양 급여

구 분	내용
시설급여	노인 요양시설 및 노인 요양공동생활가정 등에 장기간 동안 입소하여 신체활동 지원 및 심신기능의 유지, 향상을 위한 교육, 훈련 등을 제공하는 장기요양급여
재가급여	방문요양, 방문목욕, 방문간호, 주·야간보호, 단기보호, 복지용구 등 가정을 방문하여 신체활동, 가사활동, 간호 등의 서비스를 제공하거나 주·야간보호시설이나 단기보호시설에서 신체활동 지원 등의 서비스를 제공하는 장기요양급여
특별현금급여 (가족요양비)	도서·벽지 등 방문요양기관이 현저히 부족한 지역에 거주하거나, 천재지변이나 그 밖에 이와 유사한 사유로 인하여 장기요양기관에서 장기요양급여를 이용하기 어려운자, 신체 정신 또는 성격 등 대통령령으로 정하는 사유로 인하여 가족 등으로부터 장기요양을 받아야 하는 수급자에게 현금으로 지급하는 제도

4

주간보호소

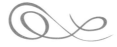

주간보호소는 주간보호센터, 데이케어센터라고도 한다. 데이케어센터를 우리나라 말로 바꾸면 주간보호, 일시보호, 단기보호, 탁로소 등에 해당된다.

1. 주간보호소의 개념

주간보호소는 낮 동안 노인에게 가족 대신 보호서비스를 제공하는 기관을 말하는데, 평소 집에서 돌봐주는 가족이 직장에 나가 일하는 동안이나 돌봐줄 사람이 없는 상태에서 외출을 할 때 노인을 맡길 수 있는 곳이다. 주간보호소의 목적은 주로 만성질환이나 기능장애로 거동이 불편한 노인이 낮 동안 지역사회 시설을 이용하여 일상생활에 필요한 서비스를 제공받으면서 부양가족의 경제적·신체적·심리적 부담을 경감시켜주는 데 있다.

주간보호소에 치매환자를 맡기고 필요에 따라 급식, 상담, 투약, 여가활동, 재활치료, 건강교육 등의 서비스를 이용할 수 있다. 기관에 따라 주야간 전부 맡길 수 있는 주야간보호센터도 있다.

2. 주간보호소의 종류

노인 주간보호소는 지역사회의 수용시설(양로원, 요양원 등)이나 이용시설(노인복지회관, 사회복지관, 교회 등), 병원 또는 독립시설 등이 있다.

주간보호소의 이용료는 실비 수준으로 받으며, 주간보호시설은 1일(낮 동안 보호)로 규정하고 있는데 평일에는 오전 7시 30분부터 오후 7시 30분까지, 토요일에는 오전 7시 30분부터 오후 3시 30분까지 이용할 수 있다.

기관에 따라 오후 10시까지나 주야간 이용할 수도 있으며, 자신의 처지에 맞는 선택이 가능하다. 인터넷에서 거주지 가까운 곳을 검색할 수 있고, 주간보호소에서 대부분 차로 노인을 모셔가기 때문에 걱정하지 않아도 된다.

3. 이용대상

- 일상생활 수행능력에 지장이 있거나 노인성 질환이나 노화로 장애가 있는 자
- 일반 질환으로 일시적인 일상생활 서비스가 필요한 자
- 독거노인으로 낮 동안 주간보호 서비스가 필요한 자
- 기타 복지시설장이 주간보호 서비스가 필요하다고 인정한 자

4. 서비스 내용

- 생활지도 및 일상동작훈련 등 심신의 기능회복 및 강화를 위한 서비스
- 급식 및 목욕 서비스
- 취미, 오락, 운동 등 여가생활 서비스
- 지역사회 복지자원 발굴 및 네트워크 구축에 관한 사항
- 지역사회 자원봉사자 등 인적 자원 발굴 사업
- 이용 노인 가족에 대한 상담 및 교육 등

5. 실비 이용자의 이용범위

- 기초생활수급 노인을 우선적으로 보호하되, 시설에 여유 공간이 있고 우선순위 대기자가 없는 경우에는 실비 이용자를 이용 정원까지 수용 가능하다.
- 만일 정원이 충족된 시설에 기초생활 수급 노인이 입소를 신청한 경우 기존 실비 입소 노인 중에서 이용기간, 건강 상태, 소득 등 보호의 필요성을 고려해 퇴소 대상자를 결정해야 한다. 단 퇴소 준비기간은 최장 3개월을 초과할 수 없다.

6. 이용비용

- 65세 이상의 국민기초생활보호대상자 노인 무료
- 65세 이상의 저소득 노인 실비 부담
- 서비스 내용과 식비 등을 고려하여 실비징수가 가능
- 이용료는 1인당 4,000~5,000원(특별서비스의 경우: 1회당 1,500원 추가)

5

단기보호시설

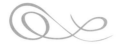

단기 보호시설은 부득이한 사유로 가족의 보호를 받을 수 없어 일시적으로 보호가 필요한 심신이 허약한 노인과 장애노인을 시설에 3개월 이하의 단기간만 입소시켜 보호하고 필요한 각종 서비스를 제공하는 기관을 말한다. 현재 단기보호시설은 복지재단, 노인복지관, 주간보호센터, 노인복지센터 등 현재 전국 258곳에서 운영하고 있다.

1. 보호기간

1회 45일, 연간 이용일수는 3개월을 초과할 수 없다. 시설장은 시설 이용신청 시 3개월의 이용제한으로 인해 노인에게 발생할 수 있는 환경적응상의 문제 등을 충분히 고지하고, 장기간의 이용이 예측될 경우 장기요양시설을 이용하도록 하여 노인의 건강에 피해가 생기지 않도록 하여야 한다.

2. 이용대상

- 일상생활 수행능력(Activities of Daily Living; ADL)에 지장이 있는 자
- 노인성 질환이나 노화로 심신의 장애가 있는 자
- 일반 질환으로 일시적인 일상생활 서비스가 필요한 자
- 독거노인으로 낮 동안 주간보호 서비스가 필요한 자
- 기타 복지시설장이 주간보호 서비스가 필요하다고 인정한 자

3. 서비스 내용

- 생활지도 및 일상동작훈련 등 심신의 기능회복 및 강화를 위한 서비스
- 급식 및 목욕 서비스

- 취미, 오락, 운동 등 여가생활 서비스

- 지역사회 복지자원 발굴 및 네트워크 구축에 관한 사항

- 지역사회 자원봉사자 등 인적 자원 발굴 사업

- 이용 노인 가족에 대한 상담 및 교육 등

4. 실비 이용자의 이용범위

- 기초생활수급 노인을 우선적으로 보호하되, 시설에 여유 공간이 있고 우선순위 대기자가 없는 경우에는 실비 이용자를 이용 정원까지 수용 가능하다.

- 만일 정원이 충족된 시설에 기초생활 수급 노인이 입소를 신청한 경우 기존 실비 입소 노인 중에서 이용기간, 건강 상태, 소득 등 보호의 필요성을 고려해 퇴소 대상자를 결정해야 한다. 이 경우에도 퇴소에 필요한 충분한 기간을 보장해야 한다. 단 퇴소 준비기간은 최장 3개월을 초과할 수 없다.

- 시설장은 실비 이용자와 계약할 때 이러한 규정을 충분히 설명해야 한다.

5. 이용비용

- 65세 이상의 국민기초생활보호대상자 노인 무료

- 65세 이상의 저소득 노인 실비 부담

- 서비스 내용과 식비 등을 고려하여 실비징수가 가능

- 1일 기준 8,000원(기관에 따라 13,000~14,000원)

6

노인 장기요양

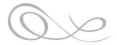

노인 장기요양은 2005년 9월 정부가 고령화 사회에 대비하기 위해 2000년부터 노인 장기요양을 정책과제로 검토하면서 만들어진 제도이다.

노인 장기요양제도는 처음에는 노인수발 보험법, 노인수발 보장법안 등을 만들어 법안통과를 위해 2007년 4월에 '노인 장기요양 보험법'이 통과되면서 사용되었다. 국회에서 논의하고 심의하는 과정에서 수발이라는 용어를 '장기요양'으로 변경시켰다.

이후 사회적 취약계층에 한정되어 있던 대상자가 장기요양 필요도에 따라 서비스 대상자가 확대되면서 요양서비스 이용자 수도 급증했다. 이와 더불어 '요양보호서비스'란 개념을 제시하며 돌봄 기능을 의료부분의 간호서비스와 연계하여 제공할 수 있도록 제도가 설계되었다. 돌봄의 대명사로 제시되었던 복지서비스에 건강관리 및 간호처치, 돌봄에 초점을 맞춘 보건의료서비스가 제공되는 체계를 갖추었다.

장기요양기관은 노인을 돌볼 가족이 없거나, 치매환자가 심한 행동장애를 보이거나 완전히 누워 있어 가족의 간호에 한계가 생길 때 사용하는 시설이다. 노인장기요양서비스를 제공하는 시설에는 노인복지법에 명시된 재가노인복지시설과 노인의료복지시설, 그리고 노인 장기요양보험법에 명시된 재가 장기요양기관의 일종인 방문간호서비스기관이 있는데, 이를 노인 장기요양보험법에서는 모두 장기요양기관으로 지칭하고 있다.

장기요양기관은 요양원, 요양병원, 요양센터, 노인복지센터, 재활요양병원, 노인병원 등 다양한 기관에서 운영하고 있다. 장기요양기관은 무료, 유료, 실비 등으로 구분되며, 무료시설은 대개 생활보호대상자로 한정되어 있어서 일반인이 이용하기는 어렵다. 장기요양기관은 많은 가족이 꺼리지만 시설에서 전문적인 돌봄을 받으면 가정보다 노인의 상태가 좋아지는 경우도 있다.

7

치매센터와 치매안심센터

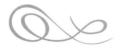

    정부는 2008년 9월 '치매와의 전쟁'을 선포한 후 국회는 2011년 8월 '치매관리법'을 제정하여 치매를 안정적이고 효율적으로 관리해나갈 수 있는 기반을 마련했다.

    치매 진료의 전문화, 연구·개발, 치매 서비스의 질 관리 등을 추진하고, 전국 규모의 체계적이고 표준화된 치매사업의 확대를 위하여 중앙 단위의 컨트롤타워가 필요하였다.

    이에 보건복지부는 2012년 2월 발효된 '치매관리법'에 따라 2012년 5월 분당 서울대학교병원을 '치매와의 전쟁'의 컨트롤타워 역할을 수행할 수 있는 '중앙치매센터'로 지정했다.

    중앙치매센터에는 전문교수, 간호사, 사회복지사, 임상심리사, 작업치료사 등의 전담직원이 치매예방과 조기발견 및 치료방법 연구, 치매관계자 관리 및 교육을 실시하여 치매환자와 치매환자와 가족의 행복증진에 기여하고 치매 인식개선을 위해 노력하고 있다.

1. 시설기준

    – 사업수행을 위하여 필요한 사무실, 회의실, 교육·세미나실 등을 마련해야 한다.

    – 위탁 운영의 경우에는 위탁받은 기관의 기존 시설 활용이 가능하다.

    – 위탁받은 기관 내 설치를 원칙으로 하되, 부득이한 경우 주무부처와 협의하여 기관 밖에 설치가 가능하다.

2. 직제기준

    – 센터장, 부센터장을 두고 연구, 교육·홍보, 협력사업 등 팀을 구성·운영해야 한다.

3. 인력기준

- 배치기준 : 센터장 1인, 부센터장 1인, 팀장 각 1인 및 팀원 15인 내외를 배치해야 한다.
- 센터장은 위탁받은 기관의 직위와 겸직이 가능하나 주 2일(16시간) 이상 근무할 수 있어야 한다.
- 센터장은 다음 ①~⑤의 어느 하나에 해당하면서, 보건복지 분야 석사학위 이상 소지자 중 노인 관련 보건복지 분야 7년 이상 근무 경력자이어야 한다.

    ① 「의료법」 에 따른 의료인
    ② 「사회복지사업법」 에 따른 사회복지사
    ③ 「정신보건법」 에 따른 정신보건전문요원
    ④ 5급 이상 공무원으로서 국가 또는 지방자치단체에서 보건복지 사업에 관한 행정업무에 5년 이상 종사한 경력이 있는 사람
    ⑤ 상기 4가지 중 어느 하나에 준하는 자격을 소지한 사람

- 부센터장은 상기 ①~⑤의 어느 하나에 해당하면서, 보건복지 분야 석사학위 이상 소지자 중 노인 관련 보건복지 분야 5년 이상 경력자이어야 한다.
- 팀장은 업무수행에 필요한 석사학위 이상 소지자 중 노인 관련 보건복지 분야 3년 이상 경력자이어야 한다.

4. 역할

- 광역치매센터 업무의 총괄·조정 및 기술 제공, 원활한 협조체계 구축 등을 지원해야 한다.
- 업무 수행의 효율성 제고에 필요한 사항에 대하여 광역치매센터와 반기별로 회의를 개최, 의견을 수렴하고 그 결과를 사업운영에 반영해야 한다.
- 조직, 인사, 급여, 그 밖에 운영에 필요한 규정을 두고 이에 따라 센터를 운영하며, 다음의 기록 및 서류를 갖추어야 한다.

    ① 기관의 연혁, 운영 및 인사에 관한 기록

② 재산 목록과 그 소유권 또는 사용권에 관하여 확인할 수 있는 서류

③ 최근 3년 동안의 업무수행에 관한 자료

- 사업계획 및 실적, 예산·결산 및 조직운영 현황 등에 관한 자료를 반기별로 보건복지부에 보고하여야 한다.

5. 주요업무

- 치매 연구사업에 대한 국내외의 추세 및 수요 예측
- 치매 연구사업 계획의 작성
- 치매 연구사업 과제의 공모·심의 및 선정
- 치매 연구사업 결과의 평가 및 활용
- 치매환자의 진료
- 재가 치매환자 관리 사업에 관련된 교육·훈련 및 지원 업무
- 치매 관리에 관한 홍보
- 치매와 관련된 정보·통계의 수집·분석 및 제공
- 치매와 관련된 국내외 협력
- 치매의 예방·진단 및 치료 등에 관한 신기술의 개발 및 보급

8

콜센터

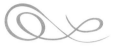

치매상담 콜센터는 치매환자나 그 가족, 전문 케어제공자, 치매에 대해 궁금한 일반인은 누구나 이용할 수 있으며, 전국 어디서나 국번 없이 '1588-9999'로 전화하면 24시간, 365일 연중무휴로 이용할 수 있다.

전화번호인 '1588-9999'은 '18세 기억 99세까지, 99세까지 88하게 살자'는 의미다.

1. 시설기준

– 상담 받는 사람의 신분, 사생활 및 상담내용 등 노출 방지를 위한 칸막이, 효과적인 상담·교육 프로그램 등 운영을 위한 장비(녹취기, 카메라 등) 등 상담 수행을 위한 적합한 공간과 설비를 갖추어야 한다.

– 위탁받은 기관 내 설치를 원칙으로 하되, 부득이한 경우 주무부처와 협의하여 기관 밖에 설치 가능하다.

2. 인력기준

– 배치기준은 센터장 1인, 상담팀장 1인, 전문·일반상담원 및 사무보조원을 두어야 한다.

– 센터장은 위탁받은 기관의 직위와 겸직 가능하나 주 2일(16시간) 이상 근무해야 한다.

3. 자격기준

– 센터장, 상담팀장, 전문·일반상담원 및 사무보조원은 아래 기준을 충족해야 한다.

– 센터장은 다음 ① ~④의 어느 하나에 해당하면서, 노인 관련 보건복지 분야에서 7년 이상 경력자이어야 한다.

① 「의료법」에 따른 의료인

② 「사회복지사업법」에 따른 사회복지사

③ 「정신보건법」에 따른 정신보건전문요원

④ 이에 준하는 자격을 소지한 사람

- 상담팀장은 상기 ①~④의 어느 하나에 해당하면서, 노인 관련 보건복지 분야에서 5년 이상 경력자이어야 한다.
- 전문상담원은 상기 ①~④의 어느 하나에 해당하면서, 노인 관련 보건복지 분야에서 3년 이상 경력자이어야 한다.
- 일반상담원은 상기 ①~④의 어느 하나에 해당하면서, 노인 관련 보건복지 분야에서 1년 이상 경력자이어야 한다.
- 사무보조원은 고졸 또는 동등 학력 이상 소지자로 해당 분야 경력자이어야 한다.

4. 역할

- 치매환자와 가족에 대한 전화 상담을 실시하고, 동의를 받아 지속적인 사례관리와 자원연계 등을 지원하여야 한다.
- 월별로 상담실적을 정리하고 치매환자와 가족의 주요 정책제안 및 제도 개선사항에 대한 요구를 수집하여 보고하여야 한다.
- 상담원 채용 시 치매 전문상담 능력 향상을 위하여 2개월 범위에서 이론 및 실습 교육을 이수하는 수습기간을 둘 수 있다.
- 조직, 인사, 급여, 그 밖에 운영에 필요한 규정을 두고 이에 따라 센터를 운영하며, 다음의 기록 및 서류를 갖추어야 한다.
  · 기관의 연혁, 운영 및 인사에 관한 기록
  · 재산 목록과 그 소유권 또는 사용권에 관하여 확인할 수 있는 서류
  · 최근 3년 동안의 업무수행에 관한 자료
- 사업계획 및 실적, 예산·결산 및 조직운영 현황 등에 관한 자료를 반기별로 보건복지부에 보고하여야 한다.

5. 주요업무

- 치매에 관한 정보제공

- 치매환자의 치료·보호 및 관리에 관한 정보제공

- 치매환자와 그 가족의 지원에 관한 정보제공

- 치매환자의 가족에 대한 심리적 상담

- 그 밖에 보건복지부장관이 필요하다고 인정하는 치매 관련 정보의 제공 및 상담

제 5 장

치매의 치료와 예방

1

알츠하이머 질환의 약물치료

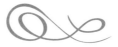

지금까지 알츠하이머병의 근본적인 병 자체를 치료할 수 있도록 고안되고 만들어진 약은 없다. 다만 증상을 완화시키고 진행을 지연시킬 수 있는 약물을 사용하고 있을 뿐이다. 약물치료는 빨리 시작할수록 효과가 크기 때문에 조기 치료를 시작할 경우 치매환자와 가족의 삶의 질을 좋게 해줄 수 있다.

- 아세틸콜린 분해효소 억제제 : 뇌의 신경전달물질인 아세틸콜린의 감소를 보충해주는 약이다. 뇌손상이 심하지 않은 경도 및 중등도 환자에게 효과가 있다.

- NMDA수용체 길항제 : 중등도 이상으로 진행된 알츠하이머병에 대해서 사용한다.

- 비타민 E와 셀레질린 : 황산화제로서 자유 라디칼(free radical)이라고 부르는 독성물질에 의하여 뇌세포가 파괴되는 것을 막아주는 역할을 한다.

- 비스테로이드성 항소염제 : 비스테로이드성 항소염제를 규칙적으로 복용하고 있는 관절염 환자는 통증치료로 타이레놀을 복용하거나 아니면 이러한 약재를 복용하고 있지 않은 환자에 비하여 알츠하이머병의 발병률이 낮은 것으로 나타났다.

- 아리셉트 : 미국 식품의약청(FDA)이 승인한 알츠하이머병의 치료약물로, 초기 및 중기의 알츠하이머병에 걸려 있는 일부 환자에게서 인지기능이 향상되는 것으로 나타났다.

- 엑셀론 : 뇌 안에서 아세틸콜린이 분해되어 없어지는 것을 담당하는 효소를 억제함으로써 뇌 안의 아세틸콜린의 양을 증가시켜 환자의 증상을 호전시키고자 개발된 약물이다.

2

혈관성치매의 약물치료

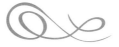

혈관성 치매는 주로 피와 혈관에 의해서 생기는 치매이기 때문에 피와 혈관에 대한 약물을 주로 사용한다.

- 혈소판 응집억제제 : 혈소판이 응집하면 핏줄 안에서 피가 엉기거나 막혀서 피가 흐르지 못하고 더 심해지면 핏줄이 터질 수도 있다. 이렇게 되면 심장마비, 뇌출혈, 뇌경색, 신부전 등이 일어날 수 있어, 뇌졸중의 재발을 방지하기 위해 사용하는 약이다.
- 혈류순환 개선제 : 피를 묽게 해서 피가 잘 흐를 수 있게 하는 약이다. 피가 묽지 않고 걸쭉하면 피가 잘 돌 수 없기에 피를 묽게 해서 피가 도는 데에 지장이 없게 한다.
- 뇌기능 개선제 : 뇌의 기능을 개선하여 치매 진행을 막아주는 약이다.
- 항응고제 : 뇌졸중의 재발을 방지하기 위해 사용하는 약으로 혈액응고를 억제한다. 심장이나 목 부위의 큰 혈관에서 생긴 혈전을 떨어져 나와 혈관이 막히는 색전증에 주로 사용한다.

항응고제는 혈전의 생성을 막는 효과가 강하나 출혈의 위험성이 있어 75세 이상의 환자에게는 잘 쓰지 않는다. 그리고 적어도 한 달에 한 번 혈액응고 억제제 효과를 확인하기 위해 피검사를 받아야 하는 번거로움이 있다.

3

심리치료

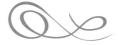

　심리치료는 원래 삶의 다양한 영역에서 심리적인 고통과 부적응을 경험하고 있는 내담자(환자)와 인간의 사고, 감정, 행동, 대인관계에 대한 심리학적 전문 지식을 갖춘 치료자 사이에서 벌어지는 일련의 협력적인 상호작용이다. 치매환자나 치매를 예방하기 위해서 심리치료를 활용하면 상당한 효과가 있는 것으로 나타났다.

　특히 미술, 음악, 요리 같은 매체를 이용한 심리치료에서는 치매환자와 상담자 간의 관계를 통하여 뇌의 기능을 유지하며, 인지기능을 높이는 데 효과가 높은 것으로 나타났다.

　심리치료의 종류로는 미술치료, 음악치료, 웃음치료, 독서치료, 동물매개치료, 이야기치료, 글쓰기치료, 요리치료 등이 있다. 이러한 매체를 활용한 심리치료 프로그램들을 적용한 결과 인지기능 향상과 우울증에 효과가 있었으며, 특히 각 치료방법에 따른 매체에 의해 다양한 효과를 볼 수 있으며 치매예방에 도움이 되는 것으로 나타났다.

4

인지치료

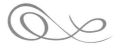

노화 과정에서 초래되는 가장 심각한 문제는 인지기능의 감소다. 인지(cognition)란 뇌에서 정보를 받아들이고 생각하고 목적에 맞게 행동하는 통합적인 기능을 이르는 말이다.

주요 영역은 주의, 기억, 언어, 실행, 시지각이며 그 외에 정서, 계산 등의 별도 영역으로 구분된다. 노인의 인지기능은 연령의 증가에 따라 뇌기능과 기억력이 점진적으로 감소되어 60대에는 25%가 가벼운 정도의 인지장애를 보이다가 70대에는 현저하게 저하되기 시작하여 80대 이상에서는 약 54.6%가 중증의 인지장애를 보인다.

인지기능 저하는 기억력, 지남력, 판단력, 이해 및 집중력 등이 떨어져 새로운 정보를 학습할 능력이 감소되고, 최근의 일도 잘 기억하지 못하고 점차 질병이 진행되면 과거의 기억조차 잊게 되면서 지남력과 판단력 장애가 심하게 나타난다. 결국 치매를 예방하고 인지기능을 유지하기 위해서 인지요법이 널리 활용되고 있다.

인지요법이란 환경으로부터 감각정보를 평가하고 지각하는 능력을 길러주고, 환경 내에서 목적활동을 이해하고 계획·수행하는 능력을 길러주는 인지훈련 활동을 말한다.

과거에 인간의 뇌는 어느 정도 나이를 먹으면 변화할 수 없다는 생각이 지배적이었다. 하지만 최근 과학기술과 뇌 연구의 발달로 '뇌는 변할 수 있다'는 증거가 속속 나타나고 있다.

인간의 뇌는 가소성(plasticity)을 지니고 있기 때문에 특정 영역이 손상 되더라도 다른 영역에서 이러한 기능을 담당하거나, 특정한 활동을 오랫동안 반복하거나 학습했을 때 뇌의 변화가 가능하다는 것이다.

〈표 5-1〉 인지기능

구 분	내 용
지남력	사람, 장소, 시간을 파악하는 개인의 지각능력
집중력	어떤 일을 할 때 상관없는 주변 소음이나 자극에 방해받지 않고 몰두하는 능력
지각력	외부의 자극을 정확하게 인지하는 능력
기억력	일상에서 얻어지는 인상을 머릿속에 저장하였다가 다시 떠올리는 능력
판단력	사물을 올바르게 인식·평가하는 사고의 능력
언어력	자신의 생각이나 감정을 표현하고, 다른 사람의 말을 이해하여 의사를 소통하기 위한 소리나 문자 따위를 사용하는 능력
시공간력	사물의 크기, 공간적 성격을 인지하는 능력
계산능력	물건 또는 값의 크기를 비교하거나 주어진 수의 연산의 법칙에 따라 처리하여 수치를 구하는 능력

인지요법은 노인에게 나타나는 인지기능 저하를 치료하고 보존 및 향상을 위해 특별히 만들어진 의사소통 중심의 접근법이다. 뇌과학자는 뇌에 지속적으로 적절한 자극을 제공하여 치매환자의 남아 있는 인지기능의 보존 및 향상이 가능하다고 보고 있다.

비록 치매가 심해진 상태의 인지기능을 되돌릴 수는 없지만 인지기능의 잔존 능력을 보존하고 독립적인 기능을 최대한 유지하는 데는 도움을 줄 수 있다는 것이다. 따라서 이러한 인지요법은 뇌손상이나 치매를 앓고 있지 않은 정상노인에게서도 치매를 예방하는 방법의 하나로 적용이 가능하며, 현재의 인지기능의 능력을 향상하고 보존할 수 있는 방법으로 활용할 수 있다.

5

웃음치료

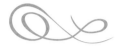

노인대상의 웃음치료의 목적은 신체기능을 유지하고 증진시킴으로써 건강을 유지하는데 있다. 웃음치료는 노인으로 하여금 심장과 폐 기능에 중요한 기여를 한다.

웃음치료는 운동과 마찬가지로 근육과 호흡, 심장, 중추 신경계에 있어서 나이를 먹으면서 생기는 노화현상이나 치매현상을 지연시킬 수 있다. 그리고 지속적인 신체활동이 수반되는 웃음치료 활동은 인간의 수명과도 밀접한 관련이 있다.

웃음치료 활동은 무엇보다 환자의 기능에 기초하여 단계별 또는 순차적으로 적용시킬 수 있도록 프로그램을 개발하여야 한다. 대부분의 프로그램은 감각기관의 훈련, 현실인식, 동기유발, 오락과 취미, 그리고 회고 등의 영역에 영향을 미친다.

1. 웃음치료의 효과

① 사회성이 높아지고 대인관계가 향상된다.

② 스트레스가 감소된다.

③ 현실을 인식하는 기능에 도움이 된다.

④ 감각기관의 훈련에 도움이 된다.

⑤ 자신감회복 및 창의력이 향상된다.

⑥ 건강이 증진되고 삶의 열정을 갖게 된다.

2. 웃음치료 시 주의사항

① 입안이 마르거나 잇몸이 창백할 때는 먼저 소량의 물을 마시게 한 뒤 한다. 혀가 마른 상태에

서는 소리나 웃음이 쉽게 나오지 않는다.

② 기침, 재채기, 호흡곤란, 숨소리가 나쁠 때는 쉬었다가 하거나 하지 않도록 한다.

③ 부종이 심할 때는 건강상태가 나빠지기 쉬우므로 반드시 의료진의 자문을 구한다.

④ 갑작스런 행동의 변화를 보이기도 하며 신음이나 비명을 지를 때는 웃음치료를 잠시 쉬었다가 작은 웃음을 5~10분 정도로 하여 운동의 효과만 가지도록 한다.

⑤ 웃음치료 중 창백해지거나 피부의 탄력이 지나치게 떨어질 때는 웃음치료를 중단한다.

제 6 장

치매환자를 위한 간병

1

치매환자를 위한 간병

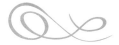

치매환자를 둔 가족은 심한 충격에 빠지게 된다. 그렇기에 자신의 부모나, 가족이 치매에 걸렸다는 것을 믿고 싶지 않을 것이다. 그래서 잘못된 대응을 하게 되어 오히려 치매를 더욱 가속화 시키기도 하고, 오히려 환자에게 해가 되기도 한다. 따라서 치매환자를 대할 때는 당황하지 말고 대응을 잘 해야 한다.

1. 자연스럽게 대처한다.

치매로 판정받았다고 해서 갑자기 노인을 대하는 태도를 갑자기 바꾸면 치매환자도 충격에 빠지거나 당황하게 된다. 따라서 평상시처럼 자연스럽게 치매의 특징을 이해하고, 노인의 성격, 생활, 습관 등을 주의 깊게 관찰하면서 대처해야 한다.

2. 자존심을 건드리지 않도록 한다.

치매환자의 자존심을 건드리면 치매환자는 우울증이 심해지며, 행동적으로는 방문을 걸어 잠그기도 하고, 자신을 돌보고 있는 사람에 대해서 피해를 주거나 폭력을 쓰기도 한다.

3. 화를 내지 않는다.

치매환자가 실수를 했을 때 화를 내거나, 주의를 주거나, 비웃으면 심하게 상처를 입게 된다. 상처를 받을수록 내성적이 되고, 말을 줄이게 된다.

4. 설득하도록 한다.

치매환자가 특이한 행동을 하거나, 무리한 요구를 할 때 무조건 안된다고 하거나 못하게 하지 말고 대화를 통해서 설득해서 스스로 하지 않도록 해야 한다.

5. 정서적으로 지지해준다.

가족이 환지와 질병에 대한 느낌을 표현하도록 하고, 올바르게 한 일에 대해서 칭찬을 해주어 정서적으로 지지를 해준다. 환자가 수치스러운 이상행동을 했을 때도 무조건 나무라지 말고 환자 입장에서 이해해주어야 한다.

6. 도움을 청할 수 있는 곳을 미리 알아 둔다.

갑자기 어려운 일이 생겼을 때 도움을 청할 수 있는 가까운 가족, 친척, 이웃, 친구 등 연락처를 알아둔다.

7. 정보를 공유하고 어려움을 나눈다.

소그룹 활동(가족모임)을 통해서, 치매에 대한 정보를 공유하고 어려움을 나눈다.

8. 치매 관련 복지제도나 시설을 활용한다.

치매환자를 위한 복지제도에 대해서 정보를 수집하고, 복지관이나 시설 등을 활용한다.

9. 잘못된 정보에 현혹되지 않는다.

주위의 치매에 대한 비전문가의 말에 현혹되어서는 안 된다. 중요한 사안이거나 어려운 문제가 생기면 꼭 담당 의사나 간호사와 상의하여야 한다.

2

치매 지연방법

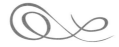

치매를 지연하기 위해서는 다음과 같은 방법이 좋다.

1. 과거를 회상하도록 한다.

과거를 회상하게 되면 자신을 되찾을 수 있고 생동감을 가지게 된다. 그리고 불안이나 어쩔 줄 모르는 기분이 가라앉게 된다.

2. 1일 일과표를 작성하여 계획대로 생활하게 한다.

치매상태가 되면 우선 일상생활을 영위해 나가는데 자립성을 잃게 되어 규칙적인 생활을 할 수 없게 된다. 따라서 환자의 습관에 맞도록 1일 일과표를 만들고 그것에 맞춰 생활할 수 있도록 도와준다.

3. 냉난방, 온도, 습도, 환기를 적절하게 한다.

나이가 들게 되면 체온 조절능력이 감퇴되어 가기 때문에 실내의 온도를 적절히 조절해 주는 것이 중요하다.

4. 탈수를 주의한다.

치매환자는 물을 마시고 싶어도 요구할 줄 모르기 때문에 탈수상태가 될 수 있다. 따라서 하루에 3번 식사 때 국과 물을 충분히 마시도록 한다.

5. 인지훈련을 한다.

치매를 지연시키기 위해서는 뇌를 사용하는 인지훈련을 통해서 기억력, 판단력, 사고력을 지연시킬 수 있다.

6. 남아 있는 능력을 활용하도록 한다.

남아있는 능력을 활용하게 하면 치매를 지연하는데 도움이 된다. 여성이라면 빨래를 개는 일이나 감자를 깎는 일, 식기를 씻는 일, 간단한 바느질 등은 할 수 있다. 남자는 청소, 풀 뽑기, 가벼운 짐 운반하기 등을 할 수 있다.

3

보호자의 스트레스 대처방법

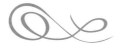

1. 간호를 너무 잘해야 한다는 부담감을 갖지 말고 최선을 다한다는 마음으로 간호한다.

2. 간호에 대한 일상을 계획하고, 계획에 따라 간호한다.

3. 보호자가 충분히 휴식해야 에너지를 재충전해서 간호를 할 수 있다. 따라서 충분한 휴식을 하면서 간호하도록 하다.

4. 모든 것을 긍정적으로 생각하면서 간호한다.

5. 치매환자를 위한 간호는 당연한 것이고, 누구나 해야 하는 일이라고 생각한다.

6. 환자의 반응이나 요구에 대해서 스트레스를 받지 말고 이해하려고 노력한다.

7. 직접 간호하는 것이 힘들면 다른 사람이나 치매 복지서비스의 도움을 요청한다.

4

치매환자의 환경관리

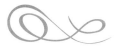

치매가 심해질수록 판단력과 신체기능이 현저하게 떨어지기 때문에 환자를 보호하기 위해서는 다음과 같은 환경관리를 해주어야 한다.

1. 쓰레기통 속에서 물건을 감추기도 하고 소변을 보기도 하므로 쓰레기통 뚜껑은 덮어둔다.

2. 가구이동이나 이사 같은 환경변화는 환자를 불안하게 하기 때문에 환경변화를 줄여야 한다.

3. 층계에는 잡기 쉬운 손잡이나 난간을 만들도록 한다.

4. 층계 끝이 잘 보이도록 색 테이프를 붙인다.

5. 밤 동안에 희미한 불을 켜두거나 야간등을 사용한다.

6. 애완동물은 키우지 않는 것이 좋다.

7. 치매환자의 주 활동지는 가족들이 잘 관찰할 수 있는 범위 내에 위치하도록 하는 것이 이상적이다.

8. 라디오, TV, 기구, 그리고 온도조절장치의 조작법을 간단하게 써 붙여 사용한다.

9. 자극적인 TV화면은 환자에게 공포감이나 환상을 만들어내기 때문에 주의해야 한다.

10. 긴급연락처(치매상담자, 병원, 치매센터, 소방서, 경찰서 등)를 알아둔다.

5

치매환자의 위험물

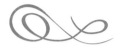

건강한 사람은 환경에서 오는 위험을 판단하고 적절한 예방을 할 수 있으나, 치매환자는 판단력과 기억력이 점차 저하되어 환경에 대한 자기 보호능력이 떨어져 있다. 따라서 간호인은 치매환자의 안전을 위하여 치매환자의 상태에 따라 주변의 위험요인들은 제거해야 한다.

1. 칼이나 날카로운 것들이 있으면 자해를 하거나 간호하는 사람에게 위해를 줄 수 있기 때문에 손에 닿지 않는 곳에 보관한다.

2. 전선, 열쇠, 다리미, 망치, 성냥, 세제, 비닐봉지(질식) 등은 모두 노인에게는 위험한 물건이기 때문에 손에 닿지 않는 곳에 보관한다.

3. 약은 노인의 손이 닿지 않는 곳에 두고 잠그는 것이 좋다.

4. 계단의 낙상을 예방하도록 해야 하며, 2층보다 1층이 적합하다.

5. 화장실 변기와 목욕통 주변에는 넘어지지 않도록 손잡이를 설치하는 것이 좋다.

6. 음식물을 잘 보관하여 환자가 마음대로 음식을 먹지 않도록 한다.

7. 부엌의 가스관은 꼭 안전하게 잠근다. 연기 탐지기를 설치하여야 한다.

8. 기본적인 응급처치 방법을 알아두고, 응급처치에 필요한 약품을 미리 준비해둔다.

9. 환자가 이동하는 길에는 넘어질 수 있는 장애물을 제거한다.

6

치매환자의 배회방지

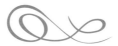

배회는 아무 계획이나 목적지 없이 돌아다니는 것을 말한다. 치매환자는 기억력 상실이나, 시간과 방향감각의 저하로 인해 혼돈하거나 불안하여 집 밖으로 나가려 하고, 배가 고프거나 화장실을 찾지 못할 때 집 밖으로 돌아다니려고 한다. 배회의 문제는 길을 잃을 수 있고 낙상이나 신체적 손상이 있을 수 있으므로 주의 깊은 관찰과 돌봄이 필요하다. 배회에 대한 대비방법을 보면 다음과 같다.

1. 배회를 하는 환자를 위해서 안전하게 배회할 수 있는 공간을 만들어 준다. 예를 들어 바닥에 미끄러질 수 있는 물건을 제거하고, 문지방이나 전기 코드를 제거하고, 신체적 손상을 방지하기 위해 집 안에 있는 가구 모서리에 스펀지 등을 붙인다.

2. 자기 전에 정기적으로 함께 산책을 하거나, 단순한 일거리를 만들어주어 피곤하게 만들어 야간에 배회하는 증상을 줄이도록 한다.

3. 배회 행동이 심한 노인에게는 바깥으로 나가지 못하게 해야 하며, 만일의 경우를 대비하여 노인의 이름과 연락처가 적힌 명찰을 옷에 붙이거나 연락처를 적은 팔찌를 착용하도록 해야 한다.

4. 배회를 사전에 예방하기 위해 현관이나 출입문에 벨을 달아 놓아 출입하는 것을 관찰한다.

5. 배회로 인한 가출 시는 가출인 신고센터 182번이나 관할 파출소에 신고한다.

6. 밤에도 불을 켜 놓아 집안을 어둡게 하지 않도록 한다.

7. 고향이나 가족에 대하여 대화를 나눔으로써 정서적인 불안감을 줄여 배회하지 않도록 한다.

7

치매환자와는 어떻게 대화해야 하는가요?

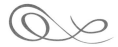

치매환자는 일반인과의 대화방법으로 대화하기 어렵다. 치매환자와 대화를 하기 위해서는 치매의 진행 단계에 맞는 대화를 해야 치매환자가 안정적으로 생활할 수 있으며, 치매지연에 도움이 된다.

1. 항상 상대를 배려하는 대화를 한다.

치매환자와 대화를 할 때는 간병인의 입장에서 말하지 말고, 상대방의 입장에서 대화하려고 노력한다.

2. 환자의 속도에 맞춘다.

치매환자와 대화를 할 때 대화의 속도는 치매환자의 상태에 맞게 짧은 단어로 천천히 말해야 한다. 환자의 대답을 기대할 때에는 충분한 시간을 가지고 기다린다.

3. 말을 많이 들어 준다.

치매환자의 말에는 필요 없는 것이 많고, 이해하기 어려운 경우가 많지만 귀찮아하지 말고 들어드리는 노력이 필요하다.

4. 시력 및 청력저하 환자에게는 오감을 이용한다.

청력이 저하된 노인에게 가까이서 정확한 발음으로 낮은 톤으로 천천히 몸짓과 표정으로 대화한다. 시력이 저하된 노인에게 주로 촉각과 청각을 이용하여 대화한다.

5. 부정적인 말을 사용하지 않는다.

"안되요", "하지 마세요"와 같은 부정적인 말은 환자의 자존감을 낮추기 때문에 사용하지 않고, 환자 입장에서 해서는 안되는 이유를 설명해준다.

6. 과도한 질문을 하지 않는다.

환자가 답하기 싫은데도 계속 질문을 하게 되면 대화를 중단하게 되거나 답변을 하지 않게 된다.

8

치매환자의 폭력예방

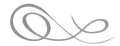

치매환자의 폭력적인 행동은 신체적으로 때리고, 밀고, 물건을 던지거나 꼬집고 발로 차는 행동이 있을 수 있으며, 언어적으로는 욕하기, 소리 지르기, 같은 말을 반복하기가 있다. 폭력적인 행동을 줄이려면 다음과 같이 해야 한다.

1. 폭력을 행사하면 우선 상황을 피해 안전을 확보해야 한다.

치매환자가 폭력을 행사하면 우선 안전하게 상황을 피하도록 한다. 그리고 환자를 잠시 다른 곳으로 데리고 가서 흥분을 가라앉히도록 한다.

2. 갑자기 치매환자의 몸에 손을 대지 않는다.

말보다 앞서 몸에 손을 대거나, 보이지 않는 장소에서 갑자기 소리를 지르는 등 상대방이 놀라 폭력적 행동으로 이어질 수 있기 때문에 몸에 갑자기 손을 대기보다는 말로 해결하도록 해야 한다.

3. 몸을 갑자기 움직이지 않는다.

몸을 갑자기 움직이면서 치매환자에게 간호를 하면 노인이 매우 두려워한다. 노인이 보는 앞에서 간호자의 몸을 천천히 움직이며 말을 하면서 도와드린다.

4. 화나게 하지 않는다.

치매환자를 화나게 하거나 반박하게 하는 일은 폭력을 가져오게 할 수 있다. 따라서 치매환자를 귀찮게 하거나 화나게 해서는 안된다.

5. 귀찮게 하지 않는다.

치매환자가 싫어하는데도 계속 질문하거나, 싫어하는 행동을 계속하면 폭력을 행사하기도 하기 때문에 귀찮게 하지 않는다.

6. 무기가 될 만한 것들을 제거한다.

환자에게 폭력적인 성향이 있는 경우 근처에 위해가 되는 물건들을 놓지 말아야 하며, 무기가 될 만한 것들을 손에 닿지 않도록 한다.

7. 폭력의 원인이 무엇인지 파악하고 원인을 제거한다.

치매환자들은 자신이 무시당한다고 여기거나 자신이 하는 일을 방해받았다고 생각할 때, 폭력적이 된다. 폭력적인 행동을 할 때 무엇 때문에 화가 났는지 파악하여, 원인을 제거해주어 다음부터는 폭력이 발생하지 않도록 한다.

8. 설득해야 한다.

아무 이유 없이 공격적이거나 난폭한 행동이 나타나면 상황에 대한 잘못된 이해와 판단 때문이므로 그렇게 해서는 안 되는 이유를 설명해준다.

9

치매환자의 배변관리

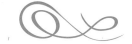

요실금과 변실금은 불결행위가 되므로 간호하기가 무척 힘들게 된다. 주된 원인은 뇌의 기질적 장애나 요도나 항문괄약근이 이완되기 때문이다. 그리고 화장실이 어디 있는지 장소를 모를 경우, 배설 방법을 잊어버렸을 경우, 행동이 느려지는 경우, 방광이나 요도의 병, 신체질병, 약의 부작용, 그밖에 급격한 환경변화에서 생기게 된다. 실금을 시작하게 되면 우선 의사와 상담해 보도록 한다. 원인에 따라서는 치료에 의해 개선되는 경우도 있다.

요실금과 변실금에 대비하는 방법은 다음과 같다.

- 수분과 섭취하는 음식물의 질과 양을 조절하여 요실금 · 변실금을 줄여야 한다.
- 취침 전 2시간 전을 제외하고 낮 동안에는 충분한 수분을 섭취하게 하는 것이 요실금 · 변실금을 줄일 수 있으며, 방광의 건강유지에 유익하다.
- 식사나 간식을 먹고 나면 30분 후에는 반드시 화장실로 모시고 가서 배뇨와 배변을 하는 습관을 길러준다.
- 요실금 · 변실금 증상의 통제가 어려운 경우에는 기저귀를 사용한다.
- 요실금 · 변실금 증상이 심한 경우에는 비뇨기적 검사나 부인과 검진을 받도록 한다.
- 환자가 대소변 실수를 한 것에 대해 나무라지 않도록 한다.
- 요실금 · 변실금을 했을 때는 놀라거나 당황하지 말고 더러워진 옷을 바꾸어 입혀 준다.
- 식사 전, 외출 전에는 화장실에 가서 대소변을 볼 수 있도록 돕는다.
- 낮에는 될 수 있는 대로 기저귀를 사용하지 않는다.
- 뒤처리를 스스로 할 수 없을 때에는 뒤에서 닦아주도록 한다.
- 갑작스러운 배변을 쉽게 할 수 있도록 편안한 옷으로 바꿔 입힌다.

- 공공장소라는 사실도 잊어버린 채 옷을 벗으려고 할 때는 화장실에 가고 싶은 욕구의 표현일수도 있기 때문에 화장실에 데려간다.

- 화장실 문을 열어 놓아 용변을 편히 볼 수 있도록 도와준다.

- 뒤처리를 하고 난 후에는 아무 일도 없었던 것같이 행동한다.

- 설사를 하는 원인은 장벽의 병, 변비로 인한 완화제 사용, 날 것을 먹거나, 상한 음식을 먹을 때 발생한다. 그러므로 환경에 세심한 주의를 배려해야 한다.

- 설사가 자주 일어날 때에는 섬유류가 적은 음식을 주도록 한다.

- 누워있는 사람에게는 손에다 양말이나 장갑 등을 쥐어주고 신경이 손에 쓰이도록 한 후 몸을 옆으로 누이고 갈아주도록 한다.

- 변실금이 걱정이 될 때에는 실금해도 걸어 다니면서 변이 떨어지지 않도록 바지 끝에 고무끈을 넣어준다.

- 배설의 리듬을 알아보기 쉽게 하기 위하여 달력에 배설 기록을 하면 간호할 때 도움이 된다.

- 치매환자는 기저귀를 해야 하는 이유를 알지 못하고, 밑이 지저분해서 기분이 나빠지면 빼내버리기도 한다. 기저귀를 사용하는 것은 노인의 자존심을 상하게 함은 물론이고 피부염이나 욕창, 요도감염 등이 생기게 된다.

10

치매환자의 개인위생

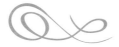

치매환자가 비교적 초기에 보이는 변화중의 하나가 위생관념의 변화인데, 이것은 대체로 장기간에 걸쳐서 형성되는 것이기는 하지만 그러한 행동을 실행하는 것은 단기기억을 이용해야만 한다.

1. 환자의 이를 닦아주거나 양치질을 스스로 하도록 유도하여 치주염을 막거나 충치를 예방해야 한다.

2. 의치는 적어도 하루 한 번씩은 부드러운 솔로 문질러 붙어있는 불순물을 제거한다. 의치를 뺀 다음에는 입안을 잘 헹구어내 청결하게 한다.

3. 손발톱은 주기적으로 짧게 깎아 준다. 손발톱이 길면 상처를 입기 쉽고 그 밑에 지저분한 때가 끼기 때문이다.

4. 면도는 매일 할 필요는 없지만 턱수염 또는 콧수염에 음식물이나 콧물이 묻어 지저분해질 수 있으므로 짧게 관리하는 것이 좋다.

5. 평소에 화장을 하던 여성 환자는 자존감을 높이도록 화장을 계속하도록 도와주는 것이 좋다.

6. 몸을 자주 씻어서 냄새가 나지 않도록 한다.

7. 옷은 2~3일 간격으로 갈아 입혀서 청결을 유지한다.

11

치매환자의 목욕

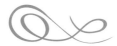

치매환자는 자신이 왜 목욕을 해야 하는지 그 이유를 이해하지 못한다. 특히 벌거벗고 있는 동안 자신에게 해가 가해질 것으로 오해할 수 있고, 욕조에 들어가 앉아 있는 것을 마치 벌을 서는 것으로 생각하고 거부하기도 한다. 치매환자를 목욕시키기 위해서는 다음과 같이 한다.

1. 환자가 목욕하는 것을 주저할 때는 억지로 시키지 말고 연기하는 것이 좋다.

2. 목욕탕에서 환자가 당할 수 있는 냉해, 화상 등의 여러 가지 안전사고의 가능성을 항상 염두에 두고 있어야 한다.

3. 노인들은 나이가 들면서 피부의 탄력을 잃고 피부에 상처를 줄 수 있다. 따라서 목욕은 1주일에 2회 정도 하는 것이 좋으며, 10분 내외가 적당하다.

4. 목욕을 시킬 때는 겨드랑이와 회음부 사이도 구석구석 상처를 입지 않도록 조심스럽게 잘 닦아주어야 한다.

5. 노인들의 피부는 매우 약하기 때문에 약한 비누와 피부 연화제를 사용하여 피부의 건조를 방지해야 한다.

6. 목욕 시 욕탕 바닥이 미끄러워 넘어질 위험이 있으므로 바닥에 고무매트를 깔아 두는 등 적절하게 대비하는 것이 좋다.

7. 목욕 후에는 물기를 완전히 닦아내야 하며, 파우더를 뿌려주는 것도 좋다.

8. 바닥은 문턱과의 차이를 없애고 미끄러지지 않도록 주의한다.

9. 비누를 먹기도 하고 샴푸를 마시기도 하는 사람이 있기 때문에 손이 닿지 않도록 주의한다.

10. 목욕은 치매환자가 원하는 방법으로 해주는 것이 좋다.

11. 목욕을 시킬 때는 플라스틱 의자를 목욕탕 속에 놓고 앉히거나 변기 위에 노인을 앉힌 후에 샤워를 시키는 것이 편리하다.

12

치매환자의 반복적인 행동 제어 방법

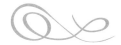

치매환자는 거의 습관적으로 똑같은 행동이나 질문을 반복적으로 하는 경우가 많다. 반복적인 행동을 하는 이유는 자신의 안전을 확인하고 싶은 경우가 있고, 자신이 원하는 답을 구하지 못했다고 생각할 때, 다른 사람의 관심을 끌기 위해서 나타날 수 있다. 반복적인 행동이나 말을 할 때 다음과 같이 대처해야 한다.

1. 반복행동을 한다는 것은 환자가 원하는 것이 있다는 것이기에 바로 해결해주어 짜증이나 화를 내지 않도록 한다.

2. 반복행동의 원인이 무엇인지를 알아서 해결해준다.

3. 원인을 해결해 주기 어려울 때는 대화로 어려운 이유를 설득한다.

4. 반복적인 행동이 위험하지 않고 부적절하지 않은 경우 반복행동을 제한하지 않는다.

5. 좋아하는 음식을 제공하거나, 과거에 있었던 즐거운 얘기, 고향 등에 대해 대화를 나누어 관심을 다른 것으로 돌린다.

6. 단순하게 할 수 있는 일거리(콩 고르기, 나물 다듬기, 수건 접기, 빨래 접기 등)을 주어 다른 것으로 돌린다.

7. 자신이 무엇을 할 수 있다는 심리적 안정과 자신감을 갖도록 도와준다.

8. 걱정이 많은 경우 때로는 선의의 거짓말이 필요하다. 때로는 내용을 써주어서 읽어보고 안심할 수 있도록 돕는다.

치매환자 행동 대처하기

환자의 행동에 어떻게 대처해야 할까요?

NO	행동	문제점	대처방법
1	배회		
2	폭력		
3	자해		
4	요실금과 변실금		
5	양치질을 하지 않으려고 할 때		
6	옷을 벗지 않으려고 할 때		
7	목욕을 하지 않으려고 할 때		
8	반복적인 행동		
9	성적 행동		

제 7 장

치매 검사와 진단

1

치매선별용 한국형 간이정신상태 검사

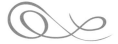

치매선별용 한국형 간이정신상태검사(SMMSE-DS; Short MMSE for Dementia Screening)는 국내에서 치매선별용 검사로서 가장 널리 이용되고 있는 검사도구로, 인지기능 저하가 의심되는 대상자를 선별할 때 사용한다.

치매선별용 한국형 간이정신상태검사는 원래 인지기능의 손상을 밝혀내고 측정하는 것을 목적으로 만든 간이정신상태검사(MMSE: Mini Mental State Examination)를 바탕으로 치매를 선별하기 위해 간단하게 만든 치매검사지다.

치매선별용 한국형 간이정신상태검사는 반드시 일대일로 해야 하며, 검사자가 피검자에게 직접 문제를 읽어 주면서 한 문제씩 평가하는 방식으로 진행해야 한다.

검사지는 총 30문항으로 구성되어 있으며, 각 문항에 대해 응답하면 1점, 응답하지 못하면 0점을 부여하여 총점은 30점이다.

1. 검사 시작 전 주의사항

검사를 효과적으로 하기 위해서는 먼저 검사를 시작하면서 '치매검사'라고 말하지 말고 "지금부터 OOO님의 기억력과 집중력을 알아보기 위해 몇 가지 질문을 드리겠습니다. 질문 중 몇 가지는 쉽지만 몇 가지는 어려울 수도 있습니다"라고 말해야 부정적인 생각을 갖지 않고 검사에 임할 수 있게 된다. 한 문항당 배점은 1점임을 알려주고, 피검자가 답변을 "모른다"라고 대답한 경우 틀렸다고 채점하지 말고 응답을 할 수 있도록 요구해야 한다.

검사를 하는 동안 검사자는 피검자가 스트레스 없이 검사를 마칠 수 있도록 격려하고, 잘 마치지 못할 경우 적절히 위로해주어야 한다. 또한 문제에 대한 답을 정확히 했을 때는 긍정적인 피드백을 해주어야 문제해결에 도움이 된다. 그리고 행동검사는 피검자의 반응은 반드시 그대로 기록해야 한다. 문제를 풀 때는 정답 여부를 알려줘서는 안 되며 채점된 점수는 피검자가 볼 수 없도록 해야 한다.

2. 검사 진행요령

– 문항 1. 올해는 몇 년도 입니까?

- 해당 연도만 정답으로 하며 '병신년'은 오답으로 한다. 만약 피검자가 '병신년' 이라고 한 것이 실제로 맞더라도 "숫자로 대답해보세요"라고 재질문하여 숫자로 연도를 대답하는 경우에만 정답으로 처리한다.

- 정확하게 4자리 숫자로 대답을 해야 정답으로 하며, 4자리 모두 답하지 못하는 경우에는 구체적으로 대답하도록 다시 질문한다. 만약 2018년을 '18년' 이라고 대답하면 틀린 답이다.

– 문항 2. 지금은 무슨 계절입니까?

- 계절에 대한 기간을 정해주지 않으면 답하기가 어렵기 때문에 계절에 대한 기간을 알려준다.

- 3월 4월 5월을 봄, 6월 7월 8월을 여름, 9월 10월 11월을 가을, 12월 1월 2월을 겨울로 한다.

- ±2주의 간격 범위에서 앞으로 올 계절 또는 지나간 계절을 대답해도 정답으로 한다.

– 문항 3. 오늘은 며칠입니까?

- 피검자가 음력으로 답하는 경우에도 달력을 찾아서 실제와 맞으면 정답으로 한다.

- 질문을 했을 때 피검자가 스스로 '0월 0일' 이라고 날짜까지 대답한 경우에 5번 질문을 하지 않고 정답으로 인정한다.

- 몇 월을 숫자 대신 '정월' 혹은 '동짓달'로 대답해도 정답으로 한다.

- '15일인가 16일인가?'처럼 두 가지 답으로 고민할 때, 그중 정답이 있는 경우에는 반드시 "15일과 16일 둘 중에 어느 날인 것 같으세요?"라고 되물어 반드시 하나의 답을 선택하도록 한다.

– 문항 4. 오늘은 무슨 요일입니까?

- 요일에 대한 개념을 도와줄 때는 '월요일~일요일'을 모두 보기로 들어주고 특정 요일만 언급하지 않아야 한다.

- 문항 5. 지금은 몇 월입니까?
  - 피검자가 음력을 사용하는 경우 실제와 맞으면 정답으로 한다.
  - 숫자가 아니더라도 정월, 동짓달 등으로 대답하면 정답으로 간주한다.

- 문항 6~8. 지리적 위치
  - 검사를 시행하는 행정구역 순서에 따라 높은 행정구역부터 차례로 물어본다.
  - 검사하는 장소가 '경기도 고양시 일산동구 일산백병원'이라면 6번 문제 '시', 7번 문제 '구', 8번 문제 '동'을 물어본다.

- 문항 9. 층수
  - 정확하게 답한 경우 정답으로 하며 두 개를 답한 경우 하나를 고르도록 한다.

- 문항 10. 장소명
  - 정확한 이름이 아니더라도 통상적으로 허용되는 부분적인 이름은 정답으로 한다.

- 문항 11. 세 가지 물건 말해보기
  - 반드시 '나무, 자동차, 모자' 세 단어를 한꺼번에 불러주고 따라하도록 해야 한다.
  - 피검자가 '나무' 하면 '나무' 하고 단어 하나하나를 따라하는 경우가 많기 때문에 미리 지시할 때 '끝까지 듣고' 부분을 강조한다.
  - 피검자가 세 단어를 모두 말하지 못하면, 문항 13의 기억 회상을 위해서 두 번 더 따라 말하게 한다.
  - 점수 계산은 첫 응답으로만 정답을 평가하며, 성공적으로 대답한 단어 수를 채점한다. 두 번째부터 맞게 대답한 것은 채점하지 않는다.

- 문항 12. 계산하기
  - 100에서 7빼기를 5회에 걸쳐서 빼도록 하고 맞으면 정답으로 인정한다.
  - 앞 숫자를 말해줘서는 안 된다.

- 틀릴 경우에는 다시 한 번 계산하도록 안내한다.

– 문항 13. 기억회상
- 10번 문제에서 불러준 세 단어를 회상하는 것이며 성공적으로 회상한 단어수로 채점한다. 이 때는 힌트를 주어서는 안 된다.

– 문항 14. 물건 이름 맞추기
- 시계를 준비해서 보여주고 이름이 무엇인가를 답하도록 한다.
- 연필이나 볼펜을 준비해서 보여주고 이름이 무엇인가를 답하도록 한다.

– 문항 15. 어려운 말 따라 하기
- 먼저 검사자가 '간장공장공장장'을 불러주고 따라하도록 한다.
- 미리 지시할 때 '끝까지 듣고' 하도록 강조한다.
- 단 1회만 알려주고 따라하게 한다.

– 문항 16. 명령시행
- "한 번만 불러준다"는 내용을 강조하여 집중해서 듣도록 한다.
- 지시할 때 '오른손', '반', '무릎 위'를 강조하여 말해준다.
- 오른손을 사용할 수 없는 피검자에게는 '왼손'으로 바꿔 지시해준다.
- 듣지 못했다거나 기억이 나지 않는다고 해도 지시를 반복하면 안 된다.
- 피검자의 오른손을 보지 않고 지시한다.
- 지시가 다 끝난 다음에 종이를 건네주어야 한다.
- 각 단계마다 바르게 수행하면 1점씩 채점한다.
- 종이를 건네줄 때에는 책상 위에 놓지 말고 한 손으로 건네준다.
- 반으로 한 번 접은 것만을 정답으로 하며, 대각선으로 접거나 모퉁이만 접는 경우에는 틀린 것으로 한다.
- A4용지 같은 직사각형 종이를 별도로 준비하여 사용해야 한다.

– 문항 17. 그림 그리기

- 겹친 오각형 그림을 보여주며, 검사지에 그대로 그려보도록 한다.

- 같게 그리면 1점을, 다르게 그리면 틀린 것으로 한다.

– 문항 18. 이유 대기

- "옷은 왜 빨아서 입습니까?" 라고 묻는다.

- '깨끗하게', '더러워서'와 비슷하게 대답하면 정답으로 인정한다.

– 문항 19. 속담 말하기

- 티끌 모아 태산이 무슨 뜻인지 물어본다.

- '저축한다', '돈을 모은다'라는 뜻이 들어가면 정답으로 인정한다.

- 정확하게 뜻이 설명되면 1점, 틀리면 0점으로 한다.

3. 판정 기준

총점은 성별, 연령, 교육 연수에 따라 아래와 같이 적용하는 기준이 다르다.

〈표 7-1〉 인지기능

연령	성별	교육 연수 (교육정도)			
		0~3년	4~6년(초졸)	7~12년(중~고졸)	≥13년(대학이상)
60~ 69세	남	20점	24점	25점	26점
	여	19점	23점	25점	26점
70~ 74세	남	21점	23점	25점	26점
	여	18점	21점	25점	26점
75~ 79세	남	20점	22점	25점	25점
	여	17점	21점	24점	26점
≥80세	남	18점	22점	24점	25점
	여	16점	20점	24점	25점

총점이 기준 점수를 초과할 시는 인지적 정상으로 판정하며, 기준 점수 이하 시 인지 저하로 평가한다. 인지 저하로 판명된 경우에는 정밀한 검사를 위해서 병·의원에 의뢰하는 것이 좋다.

〈표 7-2〉 치매선별검사 결과 판정 결과

구 분	내 용
인지적 정상	– 총점이 판정 기준 점수를 초과한 것으로 치매 가능성이 낮다. – 인지기능이 비교적 잘 유지되고 있으며 치매 가능성이 낮다. 그러나 이후 기억력이나 기타 지적능력이 지금보다 좀 더 나빠지는 느낌이 있다면 다시 검사를 받아보도록 안내해야 한다.
인지 저하	– 총점이 판정 기준 점수 이하인 경우로, 치매 가능성이 높다. – 인지 기능이 다른 어르신에 비해 저하되어 있으며 보건소 또는 치매검진전문기관에서 정밀검진을 받아보시는 것이 필요하다.

치매선별용 한국형 간이정신 상태검사(SMMSE-DS)

성 명		출생연도		성별		교육연수	년
검사일		총 점		판 정		정상 / 저하	

1. 올해는 몇 년도 입니까?	0 1
2. 지금은 무슨 계절입니까?	0 1
3. 오늘은 며칠입니까?	0 1
4. 오늘은 무슨 요일입니까?	0 1
5. 지금은 몇 월입니까?	0 1
6. 우리가 있는 이곳은 무슨 도/특별시/광역시입니까?	0 1
7. 여기는 무슨 시/군/구입니까?	0 1
8. 여기는 무슨 구/동/읍/면입니까?	0 1
9. 우리는 지금 이 건물의 몇 층에 있습니까?	0 1
10. 이 장소의 이름이 무엇입니까?	0 1
11. 제가 세 가지 물건의 이름을 말씀드리겠습니다. 끝까지 다 들으신 다음에 세 가지 물건의 이름을 모두 말씀해 보십시오. 그리고 몇 분 후에는 그 세 가지 물건의 이름들을 다시 물어볼 것이니 들으신 물건의 이름을 잘 기억하고 계십시오. **나무 자동차 모자** 이제 OOO님께서 방금 들으신 3가지 물건 이름을 모두 말씀해 보세요. **나무** **자동차** **모자**	 0 1 0 1 0 1

12. 100에서 7을 빼면 얼마가 됩니까? 93	0	1
거기에서 7을 빼면 얼마가 됩니까? 86	0	1
거기에서 7을 빼면 얼마가 됩니까? 79	0	1
거기에서 7을 빼면 얼마가 됩니까? 72	0	1
거기에서 7을 빼면 얼마가 됩니까? 65	0	1
13. 조금 전에 제가 기억하라고 말씀드렸던 세 가지 물건의 이름이 무엇인지 말씀하여 주십시오.		
나무	0	1
자동차	0	1
모자	0	1
14. (실제 시계를 보여주며) 이것을 무엇이라고 합니까?	0	1
(실제 연필이나 볼펜을 보여주며) 이것을 무엇이라고 합니까?	0	1
15. 제가 하는 말을 끝까지 듣고 따라해 보십시오. 한 번만 말씀드릴 것이니 잘 듣고 따라 하십시오.		
간장공장공장장	0	1
16. 지금부터 제가 말씀드리는 대로 해 보십시오. 한 번만 말씀드릴 것이니 잘 들으시고 그대로 해 보십시오. 제가 종이를 한 장 드릴 것입니다. 그러면 그 종이를 오른손 으로 받아, 반으로 접은 다음, 무릎 위에 올려놓으십시오.		
오른손으로 받는다.		
반으로 접는다.		
무릎 위에 놓는다.		
17. (겹친 오각형 그림을 가리키며) 여기에 오각형이 겹쳐져 있는 그림이 있습니다. 이 그림을 아래 빈 곳에 그대로 그려보십시오. 	0	1
18. 옷은 왜 빨아서 입습니까?	0	1
19. "티끌 모아 태산"은 무슨 뜻 입니까?	0	1
총 점	/ 30	

2

한국형 간이 노인 우울증 검사

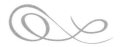

한국형 간이노인우울증검사(SGDS-K; Short Geriatric Depression Scale-Korea Version)는 노인층에서 나타나는 우울증상을 선별하고 측정하는 데 유용하다.

한국형 간이노인우울증검사는 원래 간이노인우울증검사(SGDS; Short Geriatric Depression Scale)를 조맹제 외(1999)가 번역하여 신뢰도와 타당도를 검증하여 한국 노인의 우울 정도를 간단하게 측정할 수 있도록 만들었다.

한국형 간이노인우울증검사는 우울 정도를 측정하기 위한 척도로, 살면서 주로 느끼는 감정에 대한 사고, 정서, 인지, 신체, 사회적 측면을 골고루 반영하였고, 문화적 차이를 고려하여 우리나라 노인의 양상에 맞게 수정된 검사다. 특징은 우울증의 신체증상을 묻는 문항은 포함되어 있지 않다.

한국형 노인우울증검사는 긍정적 문항(14개)과 부정적 문항(16개) 등 총 30개의 문항으로 구성되어 있으며, 간이형은 15개의 문항으로 구성하여 한국형 간이노인우울증검사라고 한다.

한국형 간이노인우울증검사는 자기가 직접 검사지를 보고 답을 하는 형식으로 되어 있으며,

'예' 와 '아니오' 로 응답하는 양분척도로 되어 있다.

총점의 범위는 한국형 노인우울증검사(GDS)는 0점에서 30점까지이며, 한국형 간이노인우울증검사(SGDS-K)의 경우 0점에서 15점으로 되어 있다. 한국형 노인우울증검사 각 문항에 대해 우울증 응답에는 1점, 비우울증 응답에는 0점을 주며, 최종점수는 우울증 응답의 합계이다.

한국형 간이노인우울증검사는 총 15문항으로 각 1점씩 총 15점으로 계산한다. 채점방식은 1번, 5번, 7번, 11번, 13번 문항은 역환산 문항으로 '아니오' 에 표시한 것이 1점으로 채점된다.

편의상 검사지 자체에 회색으로 채워진 칸에 체크를 하면 1점으로 보면 된다. 점수를 합산하여 총

점이 5점 이하는 정상집단이고, 6~9점은 중증도의 우울증을 가지고 있는 집단군이고, 10점 이상인 경우에는 우울증 고위험군에 해당하므로 전문가의 상담이 필요하다.

〈표 7-3〉 우울증 판정

구 분	5점 이하	6~9점	10점 이상
판정	정상	중증도의 우울증	우울증 고위험군

간이형 노인 우울증 검사

환자의 상태를 보고 해당되는 부분을 체크해보세요.

성 명		출생연도		성별	남/여	검사일	20 년 월 일
검사일		총 점		판 정		정상 / 저하	

아래는 지난 1주일 동안 어르신의 기분을 알아보기 위한 질문입니다.
질문을 잘 읽으시고 그렇다면 '예', 그렇지 않다면 '아니오'에 ○표 하십시오.
대답하기 어려운 질문이라도 현재 ○○○님의 상태에 조금이라도 더 가까운 쪽을 '예' 또는 '아니오'로 답해주셔야 합니다.

항 목	예	아니오
1. 삶에 대해 대체로 만족하십니까?		
2. 최근에는 활동이나 관심거리가 줄었습니까?		
3. 삶이 공허하다고 느끼십니까?		
4. 자주 싫증을 느끼십니까?		
5. 기분 좋게 사시는 편입니까?		
6. 좋지 않은 일이 닥쳐올까 봐 두렵습니까?		
7. 대체로 행복하다고 느끼십니까?		
8. 자주 무기력함을 느끼십니까?		
9. 외출하기보다는 집안에 있기를 좋아하십니까?		
10. 다른 사람들보다 기억력이 더 떨어진다고 느끼십니까?		
11. 살아있다는 사실이 기쁘십니까?		
12. 본인의 삶의 가치가 없다고 느끼십니까?		
13. 생활에 활력이 넘치십니까?		
14. 본인의 현실이 절망적이라고 느끼십니까?		
15. 다른 사람들이 대체로 본인보다 더 낫다고 느끼십니까?		

3

주관적 기억력 평가 문항

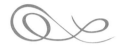

　기억은 감각기관을 통해서 정보를 입수하고 저장한 후, 필요할 때 불러내는 일련의 과정을 말한다. 따라서 저장되었지만 필요할 때 불러올 수 없는 것은 기억이라 할 수 없다. 기억이 이루어지는 곳은 인간의 뇌 중에서 해마라는 부분으로, 이곳의 신경세포가 자극을 받게 되면 기억으로 뇌에 각인된다.

　기억력은 이전의 인상이나 경험을 의식 속에 간직해 두는 능력을 말한다. 기억력은 우리가 세상을 살아가는 데 필수적인 능력이다. 만약 우리에게 기억력이 없다면 오늘 한 일이 기억나지 않으며, 지금까지 알고 지냈던 가족도 몰라보게 된다. 치매에 걸리면 가장 먼저 나타나는 증상이 단기기억력이 떨어지고, 시간이 지날수록 장기기억력이 떨어진다.

　주관적 기억력 평가 문항(SMCQ; Subjective Memory Complaints Questionnaire)는 대상자가 주관적으로 경험하는 기억장애의 심각도를 평가하는 설문이다. 환자 본인이 직접 작성하는 14문항 짜리 설문지이다.

　주관적 기억력 평가 문항 중 6개 이상이 "예"에 해당되면 "경도인지장애"가 의심되므로 병원이나 가까운 보건소, 치매 지원센타를 방문하여 정확한 검진을 받은 것이 필요하다.

주관적 기억력 평가 문항

성 명		출생연도		성별	남/여	검사일	20 년 월 일
검사일		총 점		판 정		정상 / 저하	

아래는 기억력을 알아보기 위한 질문입니다.

질문을 잘 읽으시고 그렇다면 '예', 그렇지 않다면 '아니오'에 ○표 하십시오.

대답하기 어려운 질문이라도 현재 ○○○님의 상태에 조금이라도 더 가까운 쪽을 '예' 또는 '아니오'로 답해주셔야 합니다.

항 목	예(1점)	아니오(0점)
1. 자신의 기억력에 문제가 있다고 생각하십니까?		
2. 자신의 기억력이 10년 전보다 나빠졌다고 생각하십니까?		
3. 자신의 기억력이 같은 또래의 다른 사람들에 비해 나쁘다고 생각하십니까?		
4. 기억력 저하로 인해 일상생활에 불편을 느끼십니까?		
5. 최근에 일어난 일을 기억하는 것이 어렵습니까?		
6. 며칠 전에 나눈 대화 내용을 기억하기 어렵습니까?		
7. 며칠 전에 만난 사람을 기억하기 어렵습니까?		
8. 친한 사람의 이름을 기억하기 어렵습니까?		
9. 물건 둔 곳을 기억하기 어렵습니까?		
10. 이전에 비해 물건을 자주 잃어버립니까?		
11. 사는 집 근처에서 길을 잃은 적이 있습니까?		
12. 가게에서 2-3가지 물건을 사려고 할 때 물건이름을 기억하기 어렵습니까?		
13. 가스불이나 전기불 끄는 것을 기억하기 어렵습니까?		
14. 자주 사용하는 전화번호(자신 혹은 자녀의 집)를 기억하기 어렵습니까?		
# 6점 이상시 치매 또는 경도인지장애 의심. 총점 :		

제 8 장

치매예방을 위한 운동

1

노인의 일반적 특징

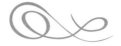

1. 신체적 특성

노인의 신체적 특징은 신체구조의 구조적인 쇠퇴를 들 수 있는데, 피부의 지방조직의 감소, 세포의 감소, 골격과 수의근의 약화, 치아의 약화, 심장비대와 심장박동의 약화 등의 현상이 나타난다.

또한 신체 외면상의 변화는 백발의 증가, 머리카락의 감소, 주름살의 증가, 얼룩반점의 증가, 신장의 감소 등의 현상이 나타난다. 노인의 만성질환의 출현은 이러한 생리적 기능상의 노화와 매우 밀접하게 연관되어 있다.

즉 생리적 노화현상은 소화기능, 호흡기능, 신진대사기능, 혈액순환, 수면, 배뇨기능 등에 영향을 주어 소화기능의 쇠퇴, 폐활량의 감소, 신진대사율의 속도의 저하, 변비, 수면의 양과 질의 감소, 피로감, 불면증, 야뇨 등을 초래한다. 그리고 동맥경화증, 고혈압, 당뇨병, 심장병 등의 만성질환이 나타나게 된다. 근 골격계 변화와 감각기관의 변화로 뼈의 형성시기에 골밀도를 충분히 갖도록 칼슘섭취 및 활동적인 태도를 가져야 한다.

또한 노화가 진행됨에 따라 일어나는 다양한 생리적 변화 중에서 노인의 식욕부진에 직접적으로 영향을 미치는 것은 소화기, 미각과 후각 등 감각 기관의 둔화 및 활동량의 감소이다. 특히 미각기능의 저하는 타액 분비의 감소, 치아손실과 더불어 노인들의 음식물 섭취에 가장 큰 영향을 주게 된다. 또한 후각기능의 퇴화로 인하여 음식냄새를 잘 맞지 못하게 되면 음식을 먹는 즐거움을 잘 느낄 수가 없게 된다. 그리고 부패한 음식을 파악하는 것 역시 어렵다.

2. 심리적 특성

60여 년 동안 지녔던 개인적인 경험과 사건, 경제적, 사회적, 문화적 변화의 결과이므로 다양한 개인차를 나타낼 수 있다. 노화가 진행되면 시각과 청각기관도 함께 쇠퇴해진다.

또한 감각기관에 의해서 수집된 정보를 의식적인 수준에서 처리하고 평가하는 지각기능은 노화에 따라 그 속도가 저하된다. 노인의 환경의 변화에 즉각적으로 대처하지 못하여 안전사고를 당하는 비율이 높게 된다.

정신기능은 노화에 따른 감각과 지각기능의 변화보다 비교적 덜 쇠퇴한다. 이는 지능의 쇠퇴에 있어서 연령 이외에 교육수준, 생활경험, 사회경제적인 지위, 건강수준, 불안수준과 심리적 스트레스 등의 여러 변인들 때문이다. 그러나 기억력은 노화와 함께 쇠퇴하는 경향이 있으며 옛일보다는 최근의 일을 더 기억하지 못한 것으로 나타난다.

학습능력도 연령이 증가하면서 점차 떨어진다. 정신적 노화는 단순한 기억 장애인 생리적 정신 노화와 치매처럼 함께 사는 가족을 몰라보는 것은 병적인 정신 노화로 나뉜다. 특히 뇌 조직 기능의 손상으로 발생되는 기질적 정신장애의 하나인 치매는 정신기능의 퇴화와 성격의 와해현상으로 나타난다.

3. 사회적 특성

노년기에 있어서 가장 뚜렷한 변화는 지위와 역할의 변화이다. 직장인, 생계유지자, 가장으로서의 지위와 역할을 상실하고 은퇴인, 의존자로서의 역할을 취득한다.

또한 노년기 이전까지의 역할의 변화에는 새로운 역할이 추가되고 책임이 증가되고 이로 인한 자신의 성장과 발전이 이루어지게 되는 등의 사회적 이익이 많이 생긴다. 그러나 노년기에 접어들면 사회와 가정에서의 소외와 고립의 증가, 수입의 감소, 이에 따른 의존성의 증가, 사기의 저하 등의 사회적 손실이 훨씬 크게 된다.

2

노인 인구의 증가

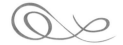

　사람들은 누구나 오래 살고 싶어 한다. 장수는 분명 축복이다. 그러나 평균수명이 증가하는 것이 마냥 기쁘지만은 않다. 이유는 수명은 길어지는 데 반해 치매에 걸릴 확률은 높아지기 때문이다.

　노인은 생리적 및 신체적 기능의 퇴화와 더불어 심리적 변화가 일어나서 개인의 자기유지기능과 사회적 역할 기능이 약화되고 있는 사람을 말한다.

　1951년 제 2회 국제노년학회에서는 노인을 '인간의 노령화 과정에서 나타나는 생리적, 심리적, 환경적 변화와 행동의 변화가 상호작용하는 복합 형태의 과정에 있는 사람'이라고 정의한 바 있다.

　환경의 변화에 적절히 적응할 수 있는 조직적 기능이 감퇴하고 있는 사람으로 인체의 자체 통합 능력이 감퇴되고 인체의 기관, 조직, 기능에 쇠퇴현상이 일어나는 시기에 있고 적응능력이 점차 결손되고 조직의 예비능력이 감퇴되어 적응이 제대로 되지 않는 사람을 말한다. 즉, 노인은 개인의 어떤 업무를 수행할 수 없을 경우 그 사람을 노인으로 규정한다.

　이미 우리나라는 65세 이상의 인구가 11%를 넘어서 고령사회가 되었다. 2026년에는 전체 인구의 20%에 달해 초고령사회로 접어들 것으로 예측된다. 고령화 속도가 세계에서 가장 빠르다는 일본을 따돌리고 우리가 세계 1위를 차지한 셈이다. 이대로라면 2050년에는 우리나라 노인 인구의 비율은 37.3%로, 세계 제일의 고령 국가가 될 전망이다.

　고령화 속도가 세계에서 가장 빠르다는 일본의 평균수명은 2015년 현재 여성 86.99세, 남성 80.75세로 평균 83.87세를 기록하며 각각 일본의 종전 최고 기록을 경신했다. 우리나라는 1960년에는 남녀 평균수명이 55.3세였는데 1980년 들어 65.8세로 증가하였고, 2015년에는 81.8세를 넘고 있다. 2026년에는 87세를 넘을 전망이다.

2010년 OECD에서 발간한 한국경제보고서에 의하면 이러한 고령화 현상은 OECD 회원국 중 가장 빠를 것으로 전망된다.

⟨표 8-1⟩ 노인 인구 증가와 평균수명 추이 (천 명)

구 분	1960년	1980년	2000년	2015년	2026년
전체인구	25,012	38,124	46,789	51,070	50,578
노인 인구	726	1,456	3,168	6,775	10,000
비율(%)	2.9	3.8	6.8	13.3	19.8
평균수명	55.3	65.8	74.3	81.8	87.0
			고령화 사회	고령사회	초고령화 사회

* 출처 : 통계청

한편 우리나라 노인 가구의 구성을 보면, 2016년 가구주 연령이 65세 이상인 노인 가구의 비중이 총 가구의 20%를 차지하였으며, 노인이 홀로 사는 65세 이상 독거노인 가구의 비중은 노인이 거주하는 가구의 33%를 차지하였다. 이러한 노인 가구의 비중은 지속적으로 증가할 것으로 예상되어, 2030년에는 전체 가구에서 10가구 중 3가구가 노인 가구일 것으로 보인다. 또한 독거노인 가구 비중은 노인이 거주하는 가구의 50%를 차지할 것으로 보여 65세 노인들 중에 절반은 혼자 살 것으로 예측된다.

1990년대만 해도 60세를 넘으면 오래 살았다고 환갑잔치를 했지만 2000년대에 들어서면서는 칠순 잔치가 2010년을 넘으면서 팔순 잔치로 바뀌고 있다. 이러한 속도라면 앞으로 사람들의 평균수명은 90세를 넘게 될 뿐만 아니라 평균수명 100세를 내다보게 된다. 현재 우리나라에는 100세 이상의 인구가 3,500명, 90세 이상은 15만 명을 넘고 있다.

의학자들은 의학 기술의 발달로 장기를 배양하고 교환하는 기술이 보급되어 인간의 수명이 120세까지 증가할 것으로 예측하고 있다. 따라서 앞으로 10년 뒤에는 상수(100세) 잔치를 해야 하는 시대가 다가오고 있고, 실제로 100세를 넘는 사람들이 많이 생겨날 것이다.

문제는 급속한 평균수명의 증가로 인해 치매인구의 증가로 고민이 더욱 깊어지는 데 있다. 인간수명 100세 시대를 기대하는 사람에게 장수는 축복이지만, 치매에 걸린 사람에게는 재앙이 될 수 있다.

3

노화의 증상

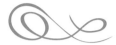

노화는 질병이나 사고에 의한 것이 아니라 시간이 흐름에 따라 생체 구조와 기능이 쇠퇴하는 현상을 말한다. 즉 노화는 수정, 태아, 유아, 아동, 청소년, 성인, 노인, 죽음에 이르기까지 시간의 경과와 더불어 서서히 사람의 모든 장기 기능이 저하되거나 정지되어가는 과정을 말한다.

노화는 누구에게나 예외 없이 찾아오는 현상이며, 생체 내에서 지속적으로 진행하는 변화이고, 생명체 고유의 내재적 변화에 따라 초래되는 현상이다. 노화에 따른 변화는 대부분 기능 저하를 동반하는 형태적 변화 현상이다. 노화에 나타나는 생물학적 특성을 보면 다음과 같다.

- 소화기능 : 나이가 들면서 침의 분비, 위액, 소화효소가 감소하며 이는 칼슘과 철과 같은 무기질의 분해와 흡수를 어렵게 하여 골격계 질환을 가져오거나 빈혈이 증가한다.
- 혈액순환기능 : 고혈압, 동맥경화증, 뇌졸중 등이 나타난다.
- 호흡기능 : 폐에 들어와서 순환되지 않고 남아 있는 호흡의 양이 점점 증가하여 폐 등 호흡기 질환의 주된 원인이 되기도 한다.
- 기초대사기능 : 기초대사율은 감소하고 탄수화물 대사율은 증가한다. 이것은 인체 내부에 당분이 적절히 유통되지 못하고 혈액에 정체되어 남아 당뇨병의 원인이 된다.
- 신장기능 : 인체 내의 수분과 전해질의 균형, 산과 염기의 평형, 체내 노폐물의 배설 등을 담당하는 기능이 저하된다.
- 비장기능 : 당을 조절하는 인슐린의 생산 저하를 가져옴으로서 노인성 당뇨병의 발생률을 증가시킨다.
- 간과 담낭기능 : 간세포가 줄어들어 간의 질량이 낮아지고, 재생력이 감소하며, 담즙을 구성하고 있는 성분들의 고형화로 담석증에 걸릴 가능성이 높아진다.

- 수면 : 불면현상이 나타나는데 불면은 노년기의 우울증이나 신경증, 죽음에 대한 공포 등 심리적 문제로 인해 발생하기도 한다.
- 방광기능 : 산성성분과 요소성분의 감소에 의해 야뇨현상이나 방광염을 유발한다.
- 생식기능 : 여성은 폐경, 남성의 경우는 생식능력을 상실한다.
- 피부 : 신진대사의 약화로 인해 세포분열이 느려져서 상처의 치유속도가 늦어지며, 피부의 신경세포와 혈관이 감소하여 체온 조절력이 감소한다.
- 골격 : 뼈가 약해지고 골다공증이 발생한다.
- 근육 : 근육이 약화된다.
- 신장과 체중 : 신장과 체중이 줄어든다.
- 치아 : 이가 점차 빠진다.
- 시각기능 : 40세 이후부터 동공 근육의 탄력성이 약화되고 수정체 내부의 섬유질이 증가하여 근거리를 보기 어렵고 시각이 흐려지는 노안이 발생한다.
- 청각기능 : 50세 전후 난청현상이 나타나기 시작한다.
- 미각기능 : 40세 이후부터 서서히 미각 세포가 감소하다가 60세 후반부터 감소현상이 증가하고 70세경에 되면 단맛과 짠맛을 점차 느끼지 못한다.
- 통각기능 : 질환을 파악하는 능력, 질환의 고통을 감지하는 능력이 떨어진다.
- 촉각기능 : 피부의 노화에 따라 촉각 기능이 저하된다.
- 후각기능 : 후각과 폐의 기능이 약화될수록 후각 기능이 떨어진다.

노화는 정상적으로 나이를 먹어감에 나타나기도 하지만, 병에 걸리거나 강력한 스트레스에 시달려도 급속하게 시작된다. 실제로 당뇨병이나 관절염은 유전이나 생활양식에 기인하여 이루어지는 질병에 의한 노화이다.

노화 기준은 과거에는 주로 생물학적인 부분을 이야기하여 나이만 많으면 늙었다고 하였다. 그러나 요즘은 나이는 먹었지만 같은 나이에 비해 젊어 보인다고 하는 것이나, 나이는 젊은 데 나이보다 늙어 보인다고 하는 것을 보면 노화를 무조건 생물학적 변화만으로 설명하는 것은 적절하지 않다.

실제로 60세인 사람이 45세와 같은 신체 연령을 가질 수도 있고, 그 반대로 45세인 사람이 80세 노인의 신체 연령을 가질 수도 있다. 또한 나이가 들었지만 젊게 꾸미고 다니는 사람이 있는 반면 나이는 젊은데 노인처럼 하고 다니는 경우가 있다. 따라서 노화의 기준은 생물학적인 변화 이외에도 심리학적인 변화 및 사회적 변화 과정까지를 다 포함한다.

심리학적인 변화는 마음으로 노화를 느끼는 현상을 말한다. 즉 생물학적인 노화가 이루어지더라도 심리적인 노화가 이루어지지 않으면 젊게 살 수 있지만, 심리적인 노화가 찾아오면 생물학적인 노화가 늦더라도 더욱 늙어 보이기도 한다. 실제로 심리적으로 노화가 이루어지면 몸과 마음이 더욱 쇠잔하고, 초췌해지면서 더욱 무기력해진다.

사회학적인 노화는 사회에서 직업적, 생산적 활동으로부터 은퇴하면서 새로운 삶을 조정해가는 과정을 말한다. 사람이 은퇴를 하면 생활 습성의 변화가 생기므로 기상과 취침 시간의 변화, 교통수단의 변화, 식사 장소와 습성의 변화, 만나는 사람들의 사회적 계층 변화가 생긴다. 따라서 사회학적 노화는 우울증, 소외와 고독감, 무력감, 정서의 불안 등을 가져올 수 있다.

4

치매예방을 위한 운동요법

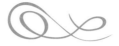

1. 운동요법의 정의

운동요법이란 신체의 운동을 통하여 질병이나 그 후유증을 치료하는 방법을 말한다. 노인들에게 운동요법은 신체의 구조 및 기능의 저하를 예방하고, 질병이나 손상된 기능을 회복하고, 체력을 개선하여 치매에 도움이 되는 것으로 알려져 있다.

운동은 치매예방을 위해 매우 중요한 신체 활동으로 부각되고 있지만, 어떤 운동을 얼마나 해야 치매에 좋은지에 대해서는 아직 분명하지 않다. 다만 노년기에 접어들면서 부담없이 일상생활에서 손쉽게 할 수 있는 운동이 있다면 비단 치매 뿐 아니라 고혈압, 당뇨병, 낙상 등 노년기 질병이나 사고 예방에도 크게 도움이 될 것은 분명하다.

2. 운동의 효과

- 운동은 자발적 참여로 협동정신을 향상시켜 준다.
- 운동은 친목 도모의 효과가 있어 소외와 고독에서 벗어나게 해준다.
- 운동은 심신의 피로 및 휴양에 효과적이다.
- 운동은 스트레스 해소와 단조로운 생활에서 벗어나게 해준다.
- 운동은 자신감 향상, 심리적 안정감을 준다.
- 운동은 건전한 여가 선용을 가능하게 해준다.
- 운동은 순발력, 지구력, 근력, 협응력, 평형감각 등의 신체적 건강이 이루어지게 한다.
- 운동은 집중력, 기억력, 시공간지각능력, 청력·시력 등을 향상시킨다.
- 노인이 6개월간 규칙적 운동을 한 결과 심폐기능이 향상된다.
- 운동은 인지기능의 손상 및 치매발병률이 낮아지고, 혈압, 당뇨, 고지혈증 등의 만성질환들을

치료하거나 예방한다.

- 매일 20~30분의 규칙적인 운동은 인지기능 감소를 지연시킬 뿐 아니라, 인지장애와 치매의 진행과정 또한 늦추는 효과가 있다.
- 유산소 운동은 노인의 우울 증세를 호전시킨다.
- 운동은 노인의 근력을 강화시켜 준다.
- 운동은 노인의 뇌혈관의 손상 위험을 줄여 준다.
- 운동은 심혈관 기능을 개선시키고 뇌 혈류량을 증가시켜 전두엽의 위축 및 퇴화로 인한 인지 기능장애를 예방한다.

5

노인에게 필요한 체력

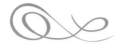

1. 근력

근력이란 근육이 한 번에 최대로 낼 수 있는 힘을 말한다. 힘을 기른다는 것은 근력을 향상시킨다는 것을 의미한다. 노인에게 있어서 근력은 일상생활에서 전반적인 신체활동을 자유롭게 할 수 있게 해주고, 각종 질병에 대한 저항력을 키워주어, 건강하고 활기찬 생활을 할 수 있게 해준다.

노인의 근력을 높이기 위해서는 기어가기, 버티기, 밀기, 끌기, 걷기, 뛰기, 당기기, 무릎 들어올리기, 계단 오르기, 팔굽혀 펴기, 장애물 넘기 등이 효과적이다.

2. 지구력

운동을 지속하는 능력에는 근지구력과 전신지구력이 있다. 근지구력은 저항에 대하여 반복하여 힘을 내는 것, 또는 수축을 지속적으로 할 수 있는 능력을 말하며, 전신지구력은 격렬한 전신운동을 장시간 계속하는 능력을 말한다.

노인은 급격한 운동이나 부하가 강한 운동을 장시간 계속하게 되면 운동 직후의 심박 수가 오히려 안정시의 심박 수보다도 감소하기 때문에 항상 무리가 되지 않도록 주의해야 한다.

노인의 지구력을 높이기 위해서는 매달리기, 턱걸이, 밀기, 끌기, 버티기, 오래 걷기, 계단 오르기, 놀이, 율동, 수영 등이 효과적이다.

3. 유연성

유연성이란 몸의 균형을 잡거나 바른 자세를 취할 때뿐만 아니라 운동을 수행하는 데 크게 작용하는 체력요소를 말한다. 유연성은 몸을 비틀고, 굽히고, 돌리고, 숙이는데 근육을 부드럽고 효율적으로 움직이는데 필수적이다.

유연성이 생기면 근육에 탄력이 생기며, 관절의 가동범위가 확대되어 할 수 있는 운동이 증가하게 된다. 노인의 유연성을 높이기 위해서는 의자에 앉아 다리 올리기, 의자 잡고 상체 굽히기, 팔 굽혀서 펴기, 벽 잡고 다리 굽히기, 몸을 앞·뒤·옆으로 굽히기, 몸을 흔들거나 비틀기, 체조 등이 효과적이다.

4. 순발력

순발력이란 근력을 단시간에 최고로 발휘하는 능력이다. 순발력은 근력, 근지구력과 함께 운동수행에 관여하는 중요한 근기능이다.

노인의 순발력을 높이기 위해서는 지그재그 걷기, 들어올리기, 장애물 넘기, 줄넘기, 몸 평형잡기, 공 던지기, 게이트 볼 등이 효과적이다.

5. 민첩성

민첩성이란 신체의 일부 또는 전체를 신속하게 움직이든가 방향을 바꾸는 능력을 말한다. 노인기는 민첩성이 떨어지는 시기로 자신의 몸을 신속하고 능률적으로 통제할 수 있는 능력을 갖게 된다.

노인의 민첩성을 높이기 위해서는 작은 출입구 빠져나가기, 발을 재빨리 차올리기, 제기차기, 신속히 눕고 일어서기, 지그재그 걷기, 게이트 볼 등이 효과적이다.

6. 평형성

평형성이란 신체의 균형을 유지하는 능력을 말한다. 평형감각을 발달시킴으로써 바르고 좋은 자세를 유지시킬 수 있으며 안정된 동작으로 운동에 참여할 수 있게 된다.

노인의 평형성을 높이기 위해서는 평균대 걷기, 긴 줄걷기, 한발로 서기, 징검다리 걷기 등이 효과적이다.

6

치매환자에 좋은 유산소 운동

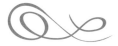

치매를 치료하는데 가장 좋은 운동은 과격한 운동보다는 유산소 운동이 효과적이다. 유산소 운동이란 운동을 하면서 숨이 차지 않으며 큰 힘을 들이지 않고도 할 수 있는 운동을 말한다.

반면에 무산소 운동은 강도가 높아 장시간 할 수 없기 때문에 노인들이 하기에는 별 도움이 되지 않는다. 특히 치매에 걸린 노인에게 격한 무산소 운동을 시키게 되면 운동이 힘들기 때문에 싫어하게 되고 오히려 치매 예방에 역효과를 낼 수 있다.

유산소 운동은 몸 안에 최대한 많은 양의 산소를 공급시킴으로써 심장과 폐의 기능을 향상시키고, 특히 혈관조직을 강하게 만드는 혈관성 치매 예방에 효과가 있다. 또한 유산소 운동은 운동 중에 필요한 에너지를 유산소적인 대사 과정을 통해서 생성하여 오랜 시간 운동을 지속할 수 있기 때문에 치매 예방에 효과적이다

유산소 운동을 장기 동안 규칙적으로 실시하면 운동 부족과 관련이 높은 고혈압, 동맥경화, 고지혈증, 허혈성 심장질환, 당뇨병 등의 성인병을 적절히 예방할 수 있을 뿐만 아니라, 치매 예방과 노화 현상을 지연시킬 수 있다.

노인에게 맞는 유산소 운동에는 걷기, 빨리 걷기, 가볍게 달리기, 게이트볼, 에어로빅 등이 여기에 속한다.

1. 걷기

걷기 운동은 가장 강도가 낮으면서 대표적인 손쉬운 운동이다. 그리고 언제나 어디서나 혼자서 할 수 있는 경제적인 운동이다. 만보기를 이용해 걷기 운동을 하면 효율적인 체력관리에 도움이 된다.

걷기는 처음에는 천천히 시작하여 어느 정도 익숙해지면 속도를 빨리하여 걸어서 땀이 날 정도로 걷는 것이 좋다.

걷기로 치매를 예방하기 위해서는 하루 1시간 정도는 걸어야 하며, 운동량을 걸음수로 환산하면 약 5천 걸음에 해당한다.

2. 줄넘기

줄넘기의 장점은 운동량이 풍부하고, 열량소비가 많으며, 균형 잡힌 몸매와 건강미를 얻게 된다. 줄넘기는 칼로리 소모가 많은 운동으로, 건강관리가 잘된 노인들에게는 도움이 되지만, 건강관리가 잘 안된 노인들에게 관절에 체중으로 인한 부담을 줄 수 있다.

3. 수영과 수중운동

수영과 수중운동은 걷기보다 열량을 많이 소비하는 운동이지만 부력효과로 지상에서의 운동에 비해 체중 부하로 오는 관절의 부담을 적게 받는다.

근육과 심장에 좋으며, 폐 기능을 증진시킨다. 수영으로 하루 100kcal를 소모시키려면 15분을 수영해야 한다.

4. 에어로빅

에어로빅은 기초체력 단련을 위한 동작에 춤과 음악을 곁들여 흥미가 있다. 에어로빅은 심장이 강화되고 체중 감량, 근육 강화 등의 효과가 있고, 특히 복부, 엉덩이, 대퇴부위의 군살을 빼고 탄력 있고 윤기 있는 근육으로 만드는 데 적합한 운동이다.

5. 훌라후프

훌라는 하와이의 훌라춤, 후프는 테를 뜻하며, 1960년을 전후하여 세계적으로 크게 유행한 바 있다. 훌라후프로 하루에 30분씩 하면 100kcal를 소모할 수 있다. 훌라후프를 이용해서 할 수 있는 운동은 다음과 같다.

- 훌라후프를 앞으로 던질 때 되돌아 올수 있도록 역회전 한다. 다시 되돌아오는 훌라후프를 잡을 수 있다.
- 온 몸을 이용해 돌린다(목, 팔, 허리, 무릎, 발목으로 돌리기).

- 돌리면서 박수 치기, 앉았다 일어나기, 춤추며 이동하기를 할 수 있다.

- 훌라후프 위로 던진 후 받는다.

- 훌라후프를 이용해 스트레칭을 한다.

각종 활동에 대한 열량소모량을 보면 일상생활 속에서 이루어지는 활동보다 운동을 통해서 열량소모량이 커지는 것을 알 수 있다.

〈표 8-2〉 일상생활에서 할 수 있는 유산소 운동과 열량소모량

운 동	kcal/kg/min	운 동	kcal/kg/min
자전거타기(천천히)	0.042	노래부르기	0.013
청소	0.030	앉아있기	0.007
요리	0.015	탁구	0.073
춤(빠른 속도)	0.148	피아노연습	0.018
춤(느린 속도)	0.050	달리기(보통 속도)	0.173
식사	0.007	서있기(편한 상태)	0.057
장보기	0.040	걷기(빠른 속도)	0.034
골프	0.065	수영(보통 속도)	0.132
체조나 스트레칭	0.046	계단 내려가기	0.012
걷기(보통속도)	0.039	계단 오르기	0.036
빨래(가벼운 세탁물)	0.022		

출처 : 전도근(2017). 아동비만 119.

7

치매환자에 좋은 스트레칭

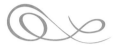

스트레칭은 관절의 가동범위를 향상시키는데 도움이 된다. 스트레칭은 통증이 생길 정도로 심해서는 안 된다. 적어도 주당 3회 실시하고 유산소 운동 전후의 준비운동과 정리운동에 포함시키면 효과적이다.

스트레칭으로 하루 100kcal를 소모시키려면 30분을 해야 한다. 주 3회 실시하고 통증이 생길 정도로 과하게 해서는 안 된다. 걷기나 계단 오르기로 생길 수 있는 근골격계 상해는 다리 근육과 대퇴부위를 스트레칭을 함으로써 방지할 수 있으며 근신경계 긴장을 완화시키기 위해 정적인 스트레칭 운동을 하는 것이 많은 도움을 준다.

1. 누워서 하는 스트레칭

1) 누운 상태에서 다리를 대(大)자로 편다. 양팔은 깍지 낀 채 위로 올리고 쭉 펴며 힘을 주어 10초간 유지한다.

2) 누운 상태에서 양팔을 수평으로 벌린다. 오른쪽 다리를 90도 각도로 유지한 후 왼쪽으로 몸을 틀어준다. 얼굴은 오른쪽을 바라보고 10초간 유지한다. 반대쪽 다리도 같은 방법으로 시행한 후 10초간 유지한다.

3) 엎드린 자세에서 상체를 위로 들어올린다. 얼굴은 위를 향하고 약 10초간 유지한다.

2. 앉아서 하는 스트레칭

1) 양반다리로 앉은 후 허리를 세우고 상체와 얼굴이 일직선이 되게 하여 오른쪽으로 돌린다. 약 10초간 유지한 후 같은 방법으로 왼쪽으로 돌리며 10초간 유지한다.

2) 양다리를 앞으로 쭉 펴고 천천히 상체를 앞으로 숙여 양손을 발끝으로 가져간다. 약 10초간

유지한 후 다시 천천히 올라온다.

3) 양다리를 최대한 벌리고 발가락 끝에 힘을 준다. 양팔을 나란히 펴고 왼쪽 팔을 머리 위로 오른쪽 팔은 왼쪽 옆구리를 향한다. 약 10초간 유지한 후 같은 방법으로 오른쪽 팔을 머리 위로 왼쪽 팔은 오른쪽 옆구리로 향하고 10초간 유지한다.

3. 서서하는 스트레칭

1) 다리는 어깨 넓이로 벌리고 양쪽 팔을 위로 올린 후 두 팔을 깍지 낀 상태로 힘을 준다. 두 손을 깍지 낀 채 오른쪽으로 향하고 약 10초간 유지한 후 다시 왼쪽으로 향해 10초간 유지한다.

2) 양쪽 다리를 어깨보다 넓게 벌리고 무릎을 구부린다. 양손을 양쪽 무릎 위에 올려놓고 앉은 자세를 취한다. 오른쪽 무릎 안쪽을 바깥으로 밀면서 오른쪽 어깨 쪽으로 고개를 돌리고 10초간 유지한다. 같은 방법으로 왼쪽 무릎 안쪽을 바깥으로 밀면서 왼쪽 어깨 쪽으로 고개를 돌리고 10초간 유지한다.

3) 다리를 어깨 넓이로 벌리고 양 팔을 등 뒤로 가져가 깍지를 낀다. 시선을 위로 향한 채 가슴을 펴고 양팔을 뒤로 깍지 낀 채 들어 올린다. 약 10초간 유지한다.

8

치매환자에 좋은 유연성 운동

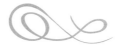

　유연성이란 인체의 하나 또는 복수의 관절과 근육에 관계된 관절을 둘러싼 근육이 최대한 어디 범위까지 관절을 움직일 수 있는가를 나타내는 능력을 말한다. 유연성이 필요한 이유는 동작을 원활히 한다든가 부상을 예방 하는 것에 중요한 역할을 하는 능력이기 때문이다.

　일반적으로 유연성의 크기는 관절의 가동범위에 의해서 결정된다. 유연성이 높아질수록 특정 동작범위 내에서의 재빠른 피하기, 발차기, 거리조절 등 기능이 향상된다.

　노인이 되면 유연성이 떨어져 자주 넘어지고, 넘어지면 다치게 된다. 따라서 노인이 되어서는 유연성이 절실히 필요하다.

1. 의자에 앉아 다리 올리기

　의자에 앉아 다리 올리기는 평소에 잘 쓰지 않는 허벅지 뒤 근육의 유연성을 높이는 운동이다. 운동하는 방법은 다음과 같다.

　1) 의자에 앉아 한 쪽 다리를 뻗고 앉고, 다른 쪽 다리는 내려놓는다.

　2) 등을 쭉 편다.

　3) 이때 허벅지 뒷부분에 스트레칭 되는 느낌이 있으면 , 그 동작을 10~30초 동안 유지한다.

　4) 스트레칭 되는 느낌이 없으면, 엉덩이관절 부분을 앞으로 숙여서 스트레칭 되는 각도를 유지한다. 이때 허리 및 등과 어깨 등은 곧게 편다.

　5) 그 동작을 10~30초간 유지한다.

　6) 다리를 바꾸어 반대 쪽 다리를 쭉 뻗고, 다른 쪽 다리는 내려놓는다.

　7) 각각의 다리를 3~5회 시행한다.

　* 주의) 고관절 수술을 시행한 사람은 의사의 허락이 없을 시 생략한다.

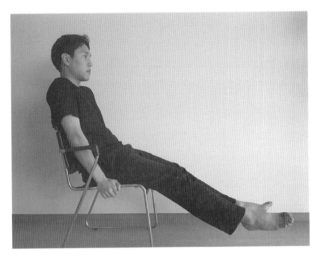

[그림 8-1] 의자에 앉아 다리 올리기

2. 의자 잡고 상체 굽히기

의자 잡고 상체 굽히기는 평소에 잘 쓰지 않는 허벅지 뒤 근육의 유연성을 높이는 운동이다.

운동하는 방법은 다음과 같다.

1) 의자 뒤에 서서 양손으로 의자를 잡는다.

2) 엉덩이 관절 부분을 앞으로 숙여서 스트레칭 되면 그 각도를 유지한다. 이때 허리 및 등과 어깨 등은 곧게 편다.

3) 10~30초간 유지한다.

4) 3~5회 시행한다.

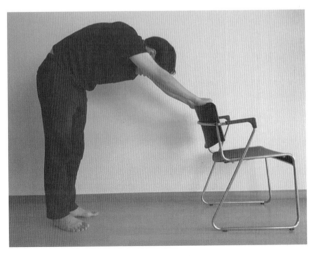

[그림 8-2] 의자 잡고 상체 굽히기

3. 벽 잡고 다리 굽히기

벽 잡고 다리 굽히기는 평소에 잘 쓰지 않는 종아리 근육의 유연성을 높이는 운동이다. 운동하는 방법은 다음과 같다.

1) 양팔을 쭉 펴서 벽을 양손으로 집고 선다.

2) 한쪽 무릎을 살짝 구부리고, 반대편 발을 약간 뒤로 하여 쭉 편다.

3) 종아리 뒤쪽에 스트레칭이 되는 느낌이 들 때까지 발을 뒤로 뺀다.

4) 10∼30초간 유지한다.

5) 폈던 다리를 구부리고 10∼30초간 유지한다.

6) 반대편 다리를 시행한다.

7) 각각 다리마다 3∼5회 시행한다.

4. 직선과 지그재그 걷기

1) 테이프를 바닥에 직선으로 붙인다.

2) 테이프 위를 최대한 똑바로 걷는다.

3) 선을 밟지 말고 테이프의 오른쪽에는 왼발로 내딛고, 테이프의 왼쪽에는 오른발을 내딛는다.

4) 걷기를 지속적으로 한다.

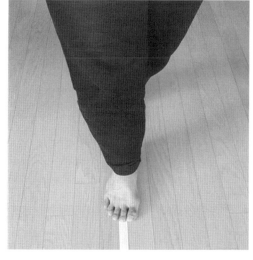

[그림 8-3] 직선 걷기

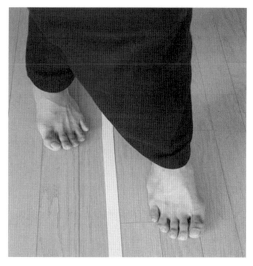

[그림 8-4] 지그재그 걷기

9

치매환자에 좋은 박수

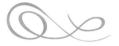

손은 다양한 신체기관과 연결되어 있기 때문에 박수를 치는 동작으로 해당 신체기관을 자극해서 건강에 도움이 된다. 박수는 손을 어느 부위에 부딪히느냐에 따라서 그 명칭과 효과가 달라진다.

박수는 다음과 같이 쳐야 효과가 있다.

① 박수는 손의 기맥과 경혈을 부분적으로 자극해서 손과 연결된 내장 및 각 기관을 자극함으로써 갖가지 질병을 예방하고 치료하는데 효과가 있다.

② 하나의 동작을 10초에 60회 빠른 속도로 쳐야 효과가 있다.

③ 치다가 아픈 부위가 있는 경우는 30초~1분 정도 연속해서 쳐야 효과가 있다.

④ 손에는 전신에 연결된 14개의 기맥과 340여 개의 경혈이 있어 박수만 잘 쳐도 각종 질병의 예방과 치료에 도움을 줄 수 있다.

⑤ 박수는 머리부터 발까지 운동 효과가 있으므로, 전신운동을 하는 것과 비슷한 효과가 있고, 전신 혈액순환에 탁월한 효과가 있을 뿐 아니라 신진대사까지 촉진시키고, 스트레스 해소, 두통, 견비통, 기관지, 방광, 신장, 내장 등을 자극하며 치매 예방, 두뇌활성화, 체중감량, 집중력 향상에도 도움이 된다.

1. 손바닥 박수

우리가 일반적으로 박수를 칠 때 하는 가장 기본적인 박수로서 이 효과를 극대화시키기 위해서 손가락을 쫙 펴서 뒤로 젖힌 후 양쪽 손만 마주치게 하는 박수다.

인체의 내장기관이 손바닥에 집중되어있기 때문에 이 손바닥 박수를 치면 내장을 강화하는데 도움이 되며 당뇨합병증을 예방하는 효과가 있다.

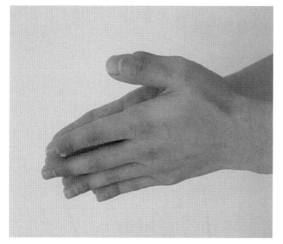

[그림 8-5] 손바닥 박수

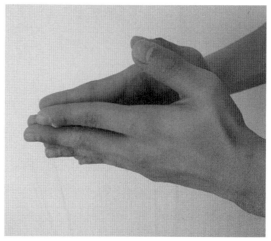

[그림 8-6] 손가락 박수

2. 손가락 박수

이름에서도 짐작할 수 있는 이 박수는 열손가락을 부딪치며 치는 박수다. 모든 손가락을 다 마주
치기가 힘들지만, 비염으로 고생하고 있는 노인에게 좋다.

3. 달걀(손가락 끝) 박수

소리가 조금 덜 나게 할 때 손가락 끝과 손목 쪽이 닿는 이 달걀 박수를 치면 좋다. 달걀 박수는 손
을 구부려서 손바닥이 닿지 않게 치는 박수로 중풍이나 치매예방에 좋다.

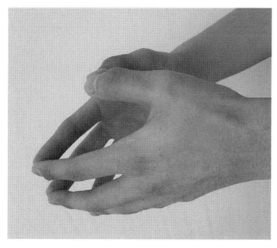

[그림 8-7] 달걀 박수

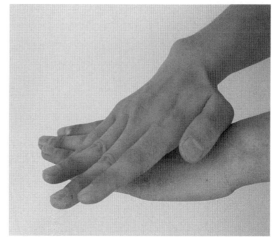

[그림 8-8] 손등 박수

4. 손등 박수

손등박수는 한 쪽 손으로 다른 한쪽 손등을 치는 박수다. 양손을 번갈아가면서 손등을 쳐주면 되는데 요통에 효과적이기 때문에 척추와 허리가 좋지 않은 노인들에게 좋다.

5. 주먹 박수

주먹 박수는 주먹을 쥔 상태로 박수를 치는 방법으로 하면 된다. 이유 없이 두통을 느끼는 사람이나 어깨에 통증을 느낀다면 이 주먹 박수가 효과적이다.

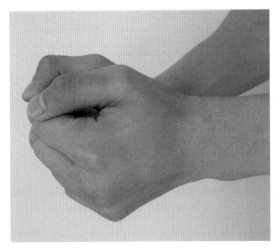

[그림 8-9] 주먹 박수

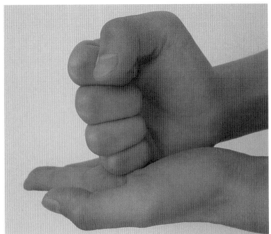

[그림 8-10] 먹보 박수

6. 먹보 박수

먹보 박수는 주먹을 쥔 손으로 다른 쪽 손바닥을 치는 박수다. 먹보 박수는 역시 양 손을 번갈아가면서 쳐야 효과가 좋다. 먹보 박수는 혈액순환이 잘 되게 해주면서 폐 기능을 강화해주는 효과가 있다.

7. 목 뒤 박수

손을 목 뒤로 해서 박수를 쳐주면 되는데 최대한 힘차게 박수를 치는 것이 좋다. 어깨 피로를 풀어주기도 하고 예방하기도 한다.

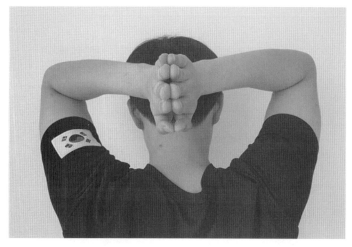

[그림 8-11] 목 뒤 박수

8. 원 박수

바로 선 자세에서 손을 최대한 벌려 머리 위로 모은 뒤 박수를 친 후 반동을 주어, 아래로 손을 내려 밑에서 박수를 친다.

원 박수를 치면 집중력이 생기고, 유연성이 증가하며, 당뇨 합병증을 예방하는 효과가 있다.

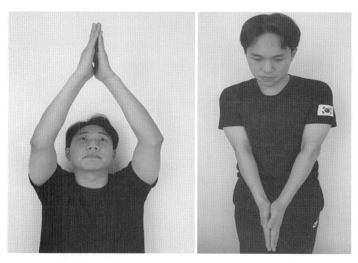

[그림 8-12] 원 박수

9. 앞뒤 박수

바로 선 자세에서 양팔을 최대한 편 채로 몸통 앞, 뒤로 박수를 친다. 앞뒤 박수치기는 걸으면서도 동작을 실시할 수 있다.

앞뒤 박수를 치면 집중력이 생기고, 유연성이 증가하며, 당뇨 합병증을 예방하는 효과가 있다.

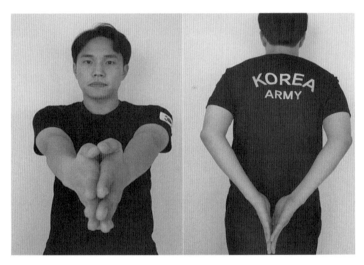

[그림 8-13] 앞뒤 박수치기

10. 짝짝궁 박수

열 손가락을 쫙 펴서 마주대고 양손을 힘차게 맞부딪치는 박수를 말한다. 짝짝궁 박수를 치면 혈액순환 장애로 손발저림, 신경통, 심장을 튼튼하게 하는 효과가 있다.

11. 엄지볼 박수

엄지손가락 밑에 불룩 한곳끼리 마주 닿게 하고 치는 박수를 말한다. 엄지볼 박수를 치면 간장, 다리, 심장, 생식기, 하복부질환, 신장에 효과가 있다.

12. 손바닥 옆치기 박수

손바닥을 나란히 펴놓으면 새끼손가락 밑 부분 손바닥 끼리 닿게 하며 치는 박수를 말한다. 손바닥 옆치기 박수를 치면 신장, 간장, 다리, 심장, 생식기, 하복부질환에 효과가 있다.

13. 꽃봉오리 박수

손끝과 손목을 서로 맞대고 꽃봉오리 모양을 만든 상태로 치는 박수를 말한다. 꽃봉오리 박수는 손끝과 손목에 동시에 자극이 되므로 두 가지 효과를 낼 수 있다.

꽃봉오리 박수를 치면 눈, 팔, 다리, 간, 신장, 폐, 시력, 만성비염, 코감기, 코피가 자주 나는 사람, 치매예방, 두통, 수족냉, 설사, 생식기, 방광, 자궁, 시력, 기관지, 전립선, 신장에 효과가 있다.

14. 곤지 곤지 박수

한 손바닥은 쫙 피고 한손은 손가락을 모두 한 곳으로 모은 후 곤지 곤지 하며 치는 박수를 말한다. 곤지 곤지 박수를 치면 손바닥 경혈을 많이 자극하므로 특히 노인과 어린이의 신체 모든 기능이 좋아지고 두뇌 발육에도 탁월하다.

제 9 장

치매예방을 위한 레크리에이션

노인들에게는 자유시간이 많기 때문에 이를 효과적으로 관리해야만 생의 보람을 찾을 수 있다. 따라서 노인을 위한 레크리에이션과 웃음치료를 진행에 있어서 우선적으로 노인들의 욕구를 파악하는 것이 중요하며, 노인의 특성에 적합한 프로그램을 선정하는 것이 필요하다.

노인이라고 반드시 수동적인 프로그램을 원하는 것이 아니며, 개인차가 있고, 개인적으로 이용할 수 있는 활동을 구상하거나, 경제적인 이익을 고려하거나 사회적 기능을 최대한 발휘할 수 있는 활동을 원하기도 한다.

일반적으로 우리나라 노인들이 바라는 여가활동은 관광, 원예, 간단한 운동, 관람, 독서, 게임과 놀이 등이라고 하지만, 이러한 활동이 모든 노인에게 동일하게 적용되는 것이 아니라는 것을 인식할 필요가 있다.

특히 치매 노인의 경우 레크리에이션 활동이 즐거움과 여가를 위한 것이라기보다는 치료적인 의미를 수반하기 때문에 프로그램의 선정과 지도에 각별한 주의가 요구된다.

치매 노인에 대한 중재에 있어 가장 중요한 것은 개개인에 대한 관심과 이해이며, 가능한 개별적인 접근이 필요하다. 하나의 인간으로서 존엄성을 인정하여 최대한 예의를 갖추어야 하며, 신체적, 정신적 능력을 고려하여 너무 복잡한 활동은 피하고, 선택된 활동이 가지는 효과에 대한 자신감을 가질 수 있도록 의미 있는 프로그램을 선택한다. 또한 지속적으로 노인들의 요구를 알아내고, 그들의 욕구를 최대한 발산할 수 있는 기회를 마련하여, 열성적으로 지도하는 것이 필요하다.

치매 노인을 위한 활동 프로그램의 주요목적은 환자의 남아 있는 기능을 극대화하는 구조적이고 안전한 활동을 개발하는 것이다. 구체적인 목표는 회상 및 기억력 증대, 언어 및 비언어적 상호작용을 위한 기회 증대, 신체적 긴장과 동요의 감소, 어느 정도의 자치력을 유지하도록 원조, 자기 가치감의 강화, 인지적, 신체적 기능 쇠퇴에 적응하도록 원조하는 것이며, 이러한 목적을 달성할 수 있는 레크리에이션과 웃음치료 프로그램을 진행해야 한다.

1

치매 예방을 위한 노인재활 레크리에이션

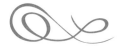

1. 노인을 위한 레크리에이션의 필요성

　고령화 시대를 맞이하여 무엇보다도 많은 여가시간을 갖고 있는 필요성은 적극적으로 요구되고 있다. 일반적으로 노인들은 나이를 먹어가면서 신체적으로 체력의 약화로 활동수행능력이 떨어지며 정신적으로 소외감과 고독감을 느끼고 사회적으로 경제적 상실과 열등감 등으로 인한 각 종 질병에 노출되는 시기이다.

　노화가 되어 가며 찾아오는 인지행동 저하 현상이 일어나는데 그것이 치매이다. 치매는 뇌 기능 손상으로 인해 지적 능력을 점차 잃어가는 질환이다. 기억력 혼란, 성격, 행동변화, 판단력, 사고력 상심 등으로 일상생활이 어려워지고 자신을 통제 하거나 보호할 수 없는 상태에 이른다.

　이 때 가장 필요한 것이 바로 레크리에이션 프로그램을 통한 격려와 용기를 주어야 한다.

2. 노인의 신체적, 심리적, 사회적 변화

1) 노인의 신체적 변화

　　① 대뇌와 신경세포의 감소로 인지기능 저하

　　② 신체기능 대사기능의 저하

　　③ 탄수화물 대사율 증가로 인한 혈당량이 높아짐

　　④ 연골조직 퇴화로 인한 관절염 증가 및 운동능력 감퇴

　　⑤ 개별 세포의 활동력 쇠퇴로 신체수행력 감소

2) 노인의 심리적 변화

① 건강쇠퇴, 경제불안, 생활사의 부적응에서 오는 불안과 초조

② 사회적 신분과 경제 능력의 상실로 인한 열등감 증대

③ 개인의 자주성 상실로 인한 의존심 증대

④ 신체적 쾌락에 대한 흥미 감소

3) 노인의 사회적 변화

① 사회적 지위와 권위의 하락

② 사별 등으로 인한 사회적 고독감 발생

③ 신체적으로 건강하지 못한 노인은 여가생활에서 소외됨

④ 권력의 감퇴와 경제적 능력의 약화

3. 노인레크리에이션의 효과

1) 신체적 효과

① 인지능력 향상 – 규칙적인 레크리에이션 활동으로 기억역이 향상되고 치매를 예방한다.

② 생활기능 향상 – 일상생활 활동에 필요한 능력을 향상시키고, 낙상을 예방한다.

③ 조기 사망률 감소 – 각종 질병으로 인한 사망률을 줄여 준다.

④ 면역 기능 강화 – 면역력 증가로 질병 예방효과가 있다.

2) 심리적 효과

① 노인은 상실감에 의해 우울감이 증대될 수 있는데 레크리에이션 활동은 기분상태를 증진시키고 우울증을 해소한다.

② 전반적인 삶의 만족으로 삶의 질을 향상시킨다.

③ 레크리에이션 활동은 노인의 정신건강에 긍정적 영향을 미친다.

④ 레크리에이션 신체활동 참가자는 심리적 웰빙, 자아통찰력이 높아진다.

3) 사회적 효과

① 사회적 통찰의 향상 – 노인의 사회참여에 레크리에이션 활동은 중요한 역할은 한다.

② 레크리에이션 활동 및 여가 활동을 통한 새로운 친구 맺기

③ 레크리에이션 활동을 통해 사회문화적 네트워크 확장

④ 레크리에이션 활동을 통한 역할의 유지 및 새로운 역할 습득

⑤ 레크리에이션 활동을 통한 세대 간의 연결기회 제공

4) 노인 레크리에이션의 전반적인 효과

① 기초체력의 향상

② 심혈관계의 활성화에 기여

③ 인간관계 증진 및 자신감 회복

④ 신체활동 증진

⑤ 노년기 관련 질병예방 및 치매예방

⑥ 노년기의 사회 활동적인 삶을 영위

2

치매예방을 위한 레크리에이션 기법

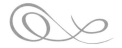

1. 토끼와 거북이 박수

① 토끼 토끼 짝짝 : 양손을 귀에 대고 까닥까닥하며 손뼉2회 친다.

② 거북이 거북이 짝짝 : 양손을 얼굴 앞에 대고 펼친 후 손뼉 2회 친다.

③ 토끼 짝 , 거북이 짝 : ① 번 동작 후 손뼉 각1회 친다.

④ 토끼, 거북이 짝짝 : ② 번 동작 후 손뼉 2회 친다.

2. 인절미 박수

① 오물오물 짝짝 : 양손바닥 아래 향하여 내민 후 떡 주무르는 모습 후 손뼉2회

② 조물조물 짝짝 : 양손바닥 위 향하여 내민 후 떡 주무르는 모습 후 손뼉2회

③ 오물 짝 조물 짝 : 양손 바닥 아래, 위 향하여 내민 후 떡 주무르는 모습 후 손뼉 각1회

④ 조물조물 짝짝 : 양손 바닥 아래, 위 향하여 내민 후 떡 주무르는 모습 후 손뼉 각2회

⑤ 너 먹어! : 떡을 뜯어서 옆 사람에게 나누어 준다.

「메모」세계의 나라 말로 유도해 본다.

일본 : 오물 조물 다음에 '이노'를 붙인다. 너 먹어는 '하이'

프랑스 : '스와'를 붙인다. 「먹어스와」

독일 : '리히'를 붙인다. 「먹어리히」

러시아 : '스키'를 붙인다. 「먹으스키」

이태리 : '르카'를 붙인다. 「먹으르카」

북한 : '니끼니'를 붙인다. 「날래 먹으라우!」

※ 각 나라마다 특유한 분위기를 살려가며 먼저 시범을 보여주는 것이 좋다.

3. 찌개 박수

① 지글 지글 짝짝 : 양손바닥 아래 향하여 내민 후 양 손가락을 접었다 폈다 한 후 손뼉2회

② 보글 보글 짝짝 : 양손바닥 위 향하여 내민 후 양 손가락을 접었다 폈다 한 후 손뼉2회

③ 지글 짝, 보글 짝 : 양손 바닥 아래, 위 향하여 내민 후 손가락을 접었다 폈다 한 후 손뼉1회

④ 지글 보글 짝짝 : 양손 바닥 아래, 위 향하여 내민 후 손가락을 접었다 폈다 한 후 손뼉 각2회

⑤ 너 먹어! : 숟가락으로 국을 떠서 옆 사람에게 나누어 준다.

「메모」 세계의 나라 말로 유도해 본다.

일본 : 오물 조물 다음에 '이노'를 붙인다. 너 먹어는 '하이'

프랑스 : '스와'를 붙인다. 「지글스와」

독일 : '리히'를 붙인다. 「지글리히」

러시아 : '스키'를 붙인다. 「먹으스키」

이태리 : '르카'를 붙인다. 「먹으르카」

북한 : '니끼니'를 붙인다. 「날래 먹으라우!」

※ 각 나라마다 특유한 분위기를 살려가며 먼저 시범을 보여주는 것이 좋다.

4. 코박수

① 니코 니코 짝짝 : 서로 마주보며 검지손가락으로 상대방의 코를 만진다.

② 내코 내코 짝짝 : 검지손가락으로 자신의 코를 만진다.

③ 니코 짝, 내코 짝 : 검지손가락으로 상대편 코, 자신의 코를 만진 후 각 손뼉1회 친다.

④ 니코 내코 짝짝 : 검지손가락으로 상대편 코, 자신의 코를 만진 후 손뼉 2회 친다.

5. 곤지 잼 도리 박수

① 곤지곤지 짝짝 : 양손 검지손가락을 볼에 갖다 댄다.

② 잼잼 짝짝 : 양손 주먹을 쥐었다 풀었다 한다.

③ 도리도리 짝짝: 고개를 좌우로 돌리는 동작을 한다.

④ 곤지 짝, 잼 짝, 도리 짝 : ①, ②, ③ 같은 동작을 한다.

⑤ 곤지, 잼, 도리 짝짝: ①, ②, ③ 같은 동작을 한다.

6. 지화자 박수

① 얼씨구 얼씨구 짝짝: 오른손은 위로, 왼손은 아래로 대각선 방향으로 벌려서 흥겹게 흔든다.

② 절씨구 절씨구 짝짝: 오른손은 아래로, 왼손은 위로 아래로 대각선 방향으로 벌려서 흥겹게 흔든다.

③ 얼씨구 짝, 절씨구 짝: ①, ② 같은 동작을 한다.

④ 얼씨구, 절씨구 짝짝: ①, ② 같은 동작을 한다.

7. 싱글벙글 박수

① 싱글 싱글 짝짝 : 양손바닥 벌려 바깥 쪽으로 돌린다.

② 벙글 벙글 짝짝 : 양손바닥 벌려 안쪽으로 돌린다.

③ 싱글 짝: ①번 동작 후 손뼉 1회 친다.

④ 벙글 짝 :②번 동작 후 손뼉 1회 친다.

⑤ 싱글 벙글 짝짝: ①, ②동작 후 손뼉 2회 친다.

8. 춘향이 박수

① 춘향아 춘향아 짝짝 : 옆 사람을 끌어 않는 동작을 한다.

② 몰라요 몰라요 짝짝 : 옆 사람을 밀어 내는 동작을 한다.

③ 춘향아 짝, 몰라요 짝: ①, ②번 동작을 한 후 손뼉 각 1회 친다.

④ 춘향아, 몰라요 짝짝 :①, ②번 동작을 한 후 손뼉 2회 친다.

9. 이수일과 심순애 박수

① 수일씨~ 수일씨~ 짝짝 : 옆사람 팔을 붙잡는 동작을 한다.

② 놔라~ 놔라~ 짝짝 : 옆사람을 사정없이 뿌리치는 동작을 한다.

③ 수일씨~ 짝, 놔라~ 짝: ①, ②번 동작을 한 후 손뼉 각 1회 친다.

④ 수일씨~, 놔라~ 짝짝 : ①, ②번 동작을 한 후 손뼉 2회 친다.

10. 시계박수

① 양손을 앞으로 내밀고 좌우로 흔들며 '똑딱' 하고 혓바닥 치는 소리를 내면서 지도자가 말한 시간만큼 손뼉을 친다.

② '2시'라고 하면 손뼉을 2번치고, '3시'면 손뼉 3번을 친다.

③ 같은 방법으로 '5시', '7시', '10시'를 연습시키고, '15시'하면 3번만 쳐야하는데, 15번을 치면 틀린다. ('4시반' 더 1번을 쳐야한다).

11. 무조건 반대

① 지도자는 참가자들에게 몇 가지 동작을 소개하며 따라해 보게 한다.

　예) 양손을 들어 반짝인다. 아래서 반짝인다.

　주먹을 쥔다. 주먹을 편다. 오른팔을 올린다. 박수를 친다.

② 동작을 따라서 해보게 한 후 반대로 따라해 보게 한다.

　예) 오른팔 올리면 – 왼팔을 올리고 위에서 반짝이면 – 아래서 반짝이고

　박수치면 – 양손 양옆을 향해 벌린다.

③ 게임에 익숙해지면 몇 가지를 섞어서 재미있게 유도해 본다.

　「메모」 4/4박자 노래에 맞춰서 해보면 재미있다.

12. 팔굽혀 펴기

① 양 손을 손바닥이 보이게 한 후 앞으로 쭉 뻗어 내민다.

② 팔 굽혀펴기를 큰 소리로 구령에 맞춰 5회를 실시한다.

③ 양 손을 손등이 보이도록 '엎어'라고 외치고 다시 구령에 맞춰 팔굽혀펴기를 5회 실시한다.

　(사회자는 동작을 멈추고 청중의 실수를 유도한다.)

13. 엄지 바꿔

① 오른손은 엄지 왼손은 애지 손가락을 편다.

② 지도자가 '바꿔'라고 말하면 엄지와 애지를 양손 다 바꾼다.(익숙해질 쯤 빠르게 한다)

14. 코코코

① 지도자는 오른손 검지손가락을 코에 대고 '코코코' 하고 구령을 외친다.

② 지도자 신호에 따라 어린이들은 오른손 검지를 코에 대고 '코코코' 하고 따라한다. 각 신체별 악기연주를 한다.

③ 지도자는 '코코코' 하고 하다가 '눈', '머리', '턱' 등과 같은 방법으로 진행한다.

④ 지도자는 '코코코' 하면서 '이마'를 만지고 '눈' 하고 다른 부위를 만진다.

⑤ 이와 같은 방법으로 스피드를 넣어 재미있게 진행한다.

15. 큰 공 작은 공

① 지도자를 따라서 손을 둥글게 하여 큰 공을 가슴 앞에서 작은 공을 만든다.

② 익숙해지면 사회자 반대로 하게 한다.

③ 팀을 구분하여 팀 대항으로 한다.

16. 손가락 맞추기

지도자와 대상이 동시에 손가락 하나를 내밀어서 같은 손가락을 내민 사람에게 기회를 주어 최종진출자를 가리는 게임이다.

※ 단순하게 주먹을 쥐고 펴고와 손가락 열 개로 어렵게 응용가능

17. 반대동작

① 지도자가 두 손을 위로 올리면서 '위로'라고 말하면 대상은 두 손을 아래로 내리면서 '아래로'라고 답한다.

② '안으로' '밖으로'도 똑같은 방법으로 한다. 벌칙 대상이나 무대로 불러내고자 하는 사람의 앞에서 동작을 빨리 하면 지도자와 같은 동작이 나온다.

③ '위로 위로', '아래로 아래로', '위로 아래로 밖으로 안으로' 등으로 동작을 늘리거나 리

듬을 타면 더 재미있다.

ex) 누가 지금 사투리로 울로 알로 합니까? 좋습니다. 이 분들을 위해서 사투리로 하겠습니다.

18. 쥐고 펴고

① 지도자가 동작과 함께 '쥐고' 라고 외치면 대상은 동작과 함께 '펴고' 라고 답한다.

② 빠르고 혼란스럽게 하여 대상의 실수를 유도한다.

    ex) 지도자 : '쥐고 쥐고'

    대상 : '펴고 펴고'

    지도자 : '쥐고 펴고'

    대상 : '펴고 쥐고'

    지도자 : '쥐고 펴고 펴고 펴고 쥐고 쥐고'

    대상 : ?!

    '쥣다 다', '쥣나 나', '됐나 됐다' 로 바꾸어 진행.

19. 칙칙폭폭

왼손 바닥을 앞으로 내밀고 주먹을 쥔 오른손은 망치질을 하면서 지도자의 구호에 맞추어 관계되는 단어를 대상이 답하는 게임이다.

    ex) 하나, 둘 셋, 넷

      둘, 둘 셋, 넷 (똑똑 해요)

      원, 투 쓰리, 포 (쓰리빠 아니예요)

      에이, 비 시, 디 (영어실력 대단하네요)

      하늘천 따지 (아니 한문까지)

      콩쥐 팥쥐 (고전문학도 하산하도록 하여라)

      엄마 아빠 (귀엽네요)

      심순애 이수일 (이주일, 닮았다. 닮았어)

      칙칙 폭폭 (폭폭은 이마를 두드리는 겁니다.)

      칙칙칙 폭폭폭 (지꺼라고 살살 때리면 안됩니다.)

칙치릭칙칙 칙칙 폭포록폭폭 폭폭 (완전히 골 때리네요)

※ 팀 대항으로 하면 더욱 재미가 있고, 노래 및 구구단 게임으로 응용하면 된다.

20. 코잡고 귀잡고

① 오른손으로 코를 잡고('너무 세게 잡으면 누런잼이 나올지 모르니까 조심하세요.') 왼손으로 오른쪽 귀를 잡는다.

② '바꿔' 하면 반대로 오른손은 왼쪽 귀를 잡고 왼손은 코를 잡는다.

③ 이 동작은 여러번 반복한다.

21. 색종이 뒤집기

① 앞면과 뒷면이 색깔이 다른 색종이를 여기저기 바닥에다 흩어놓는다.

② 각 팀은 자기 팀의 색깔을 정한다.

③ 지도자의 신호가 떨어지면 각 팀은 색종이를 무조건 자기팀의 색깔로 뒤집어 놓는다.

④ 제한시간이 지난 후 팀이 이기게 된다.

22. 거울이 되어

① 두 팀은 일렬종대로 서서 마주본다.

② 한 쪽 팀에서는 각 기 자유롭게 동작을 취한다.

③ 몸을 많이 움직여서 어렵고 재미있는 동작을 만들어 내고 동작을 자주 바꾼다.

④ 소리를 질러가면서 해 본다.

⑤ 가장 재미있는 동작을 한 사람과 또 거울처럼 가장 똑같이 잘 따라하는 사람을 뽑는다.

23. 거울보고 공 던지기

① 각 팀의 맨 앞사람은 손거울을 들고서며 그 2m 뒤에 빈 상자를 놓아둔다.

② 지도자의 신호가 떨어지면 거울을 통해 보면서 등 뒤로 종이 공을 던져 넣는다. 한 사람이 3개씩 던지게 한다.

③ 지도자는 중간 중간 각 팀에게 몇 개가 들어갔는지 말해 준다.

④ 맨 마지막 사람끼리 다 하고 난 후 팀별로 종이 공의 수를 세어 가장 많이 들어간 팀이 이기게 된다.

24. 콩 옮기기

① 모두에게 나무젓가락과 은박접시를 하나씩 준다.
② 지도자의 신호가 떨어지면 각 팀의 처음 사람은 사회자에게 가서 나무젓가락으로 콩 10개를 집어 접시에 담아온다.
③ 맨 처음 사람은 옆 사람에게 접시를 내밀고 옆 사람은 나무젓가락으로 콩을 집어 자기 접시에다 옮긴다.
④ 맨 마지막 사람에게 콩을 가장 먼저 옮기는 팀이 이기게 된다.

25. 콩 던저넣기

① 각 팀의 전방 1M에다 탁자를 설치하고 물을 담은 유리컵을 놓아둔다.
② 지도자는 한 사람에게 5개의 콩을 주어 유리컵에 던져 넣게 한다.
③ 각 팀의 맨 마지막 사람끼리 다 던져 넣은 후 콩의 갯수를 확인해 보아 유리컵에 콩이 가장 많은 팀이 이기게 된다.

※메모: 인원수가 많을 때는 어느 정도 진행한 후 유리컵을 새것으로 바꾸어 놓고 계속한다.

제 10 장

치매예방을 위한 웃음치료

1

치매노인대상 웃음치료

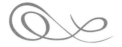

1. 노인을 위한 웃음치료의 목적

노인대상의 웃음치료의 목적은 신체기능을 유지하고 증진시킴으로써 건강을 유지하는데 있다. 웃음치료는 노인으로 하여금 심장과 폐 기능에 중요한 기여를 한다. 웃음치료는 운동과 마찬가지로 근육과 호흡, 심장, 중추 신경계에 있어서 나이를 먹으면서 생기는 노화현상이나 치매현상을 지연시킬 수 있다. 그리고 지속적인 신체활동이 수반되는 웃음치료 활동은 인간의 수명과도 밀접한 관련이 있다. 웃음치료 활동은 무엇보다 환자의 기능에 기초하여 단계별 또는 순차적으로 적용시킬 수 있도록 프로그램을 개발하여야 한다. 대부분의 프로그램은 감각기관의 훈련, 현실인식, 동기유발, 오락과 취미, 그리고 회고 등의 영역에 영향을 미친다.

2. 치매 노인대상 웃음치료의 효과

① 사회성이 높아지고 대인관계가 향상된다.
② 스트레스가 감소된다.
③ 현실을 인식하는 기능에 도움이 된다.
④ 감각기관의 훈련에 도움이 된다.
⑤ 자신감회복 및 창의력이 향상된다.
⑥ 건강이 증진되고 삶의 열정을 갖게 된다.

3. 치매 노인환자의 심리적 특성

① 불안, 초조
② 과거와 현실의 혼돈
③ 우울, 무감동, 무관심
④ 만성적 불쾌감
⑤ 수면장애
⑥ 감정변화
⑦ 혼란, 피해감

4. 치매환자 대상 웃음치료사의 고려사항 및 태도

1) 웃음치료사의 고려사항

① 입안이 마르거나 잇몸이 창백할 때는 먼저 소량의 물을 마시게 한 뒤 한다. 혀가 마른 상태에서는 소리나 웃음이 쉽게 나오지 않는다.
② 기침, 재채기, 호흡곤란, 숨소리가 나쁠 때는 쉬었다가 하거나 하지 않도록 한다.
③ 부종이 심할 때는 건강상태가 나빠지기 쉬우므로 반드시 의료지의 자문을 구한다.
④ 갑작스런 행동의 변화를 보이기도 하며 신음이나 비명을 지를 때는 웃음치료를 잠시 쉬었다가 작은 웃음을 5~10분 정도로 하여 운동의 효과만 가지도록 한다.
⑤ 웃음치료 중 창백해지거나 피부의 탄력이 지나치게 떨어질 때는 웃음치료를 중단한다.

2) 웃음치료사의 태도

① 먼저 자존심이 상하지 않도록 한다.
② 보호적이고 수용적이며 지지하고 돌보는 마음이 필요하다.
③ 한꺼번에 여러 가지 정보를 주지 말고 간결하고 정확하게 이야기 한다.
④ 새로운 환경에 적응하기 힘들어하기 때문에 아주 다른 장소나 지나치게 과장된 웃음치료는 혼란 상태나 치매를 더욱 악화시킬 수 있으므로 주의를 요한다.
⑤ 치매 상태가 심한 경우에는 의사소통이 잘 안되므로 손을 잡아 주거나 미소를 짓는 정도의 비언어적 방법으로 웃음치료를 한다.

2

치매예방을 위한 웃음치료기법

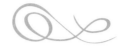

1. 웃음운동법

– 웃음운동의 요령

① 먼저 웃을 때 가슴을 펴고 웃어라.

입은 크게 벌린 상태에서 큰 소리로 손바닥을 치면서 웃어야 한다.

② 입이 '찢어질 만큼' 웃어라.

크게 웃어야 눈 밑의 신경을 자극해 쾌감호르몬의 분비를 촉진한다.

③ 날숨으로 15초 이상 웃어라.

처음엔 5초 이상을 웃기도 벅차지만 연습을 반복하다 보면 점차 웃는 시간도 늘어나고 그
만큼 쾌감호르몬의 분비도 증가한다.

④ 배가 출렁일 만큼 온몸으로 웃어라.

혈액순환이 촉진되고 숙변 제거와 다이어트에도 도움을 준다.

⑤ 웃음은 3주 연습하면 내 것이 된다.

3주간 이상 반복하여 웃으면 자연스럽게 웃을 수 있고 웃음이 언제 들어도 매력적인 웃음
이 된다.

2. 웃음 치료기법의 실제

① 생수웃음

한 손에는 웃음통을 들고 또한 손에는 웃음 컵을 든 시늉을 하면서 웃음통에 있는 웃음을 웃
음 컵에 따르며 신나게 웃다가 물 컵을 입에 갖다 대며 시원하게 물을 마시는 흉내를 낸다.

② 박장대소

손뼉을 크게 치며 웃음은 '하 하 하'로 크게 길게 배꼽이 빠지도록 웃는다.

③ 책상대소

박장대소와 동일한 방법으로 책상을 두드리면서 웃는다.

발도 함께 구르면서 하면 더욱 효과적이다.

④ 뱃살대소

박장대소와 동일한 방법으로 자기 뱃살을 두드리면서 크게 신나게 웃는다.

⑤ 사자웃음

혀를 길게 내밀고 눈은 뒤집고 두 손은 아랫배를 치고 머리는 도리도리 좌우로 흔들며 크게 소리를 내면서 웃는다. 옆 사람과 서로 마주보고 손은 사자 갈퀴처럼 앞으로 하고 머리를 흔들며 웃는다.

⑥ 거울웃음

손바닥을 거울이라고 생각하고 손바닥을 보며 표정을 지으며 "나는 행복해 "나는 즐겁다", "나는 나를 사랑해" 하며 웃는다. 거울이 앞에 있지 않더라도 언제 어디서나 혼자서 손을 보며 아름답게 미소를 지으며 하하하~ 멋지게 웃어라. 옆의 짝꿍과 함께 거울이 되어 웃어라. 한사람은 거울이고 한 사람은 웃는다. 거울은 상대가 웃는 표정과 행동, 웃음을 그대로 따라 한다.

⑦ 펭귄웃음

양손을 엉덩이 골반에 손바닥을 펴서 붙이고 엄마 펭귄을 서로 따라다니며 신나게 웃는다. 이때 입모양을 오므리고 발동작은 보폭을 짧게 움직이며 재미있게 진행하고 아빠펭귄, 아기펭귄 순으로 서로 따라다니며 신나게 웃어본다.

⑧ 핸드폰 웃음

때론 힘들고 지쳐 있을 때 통증이 있늘 때 핸드폰을 들고 누구하고 통화하는 척하며 신나게 웃는다.

⑨ 칭찬 웃음

서로 가위 바위 보를 하여 진 사람이 이긴 사람을 칭찬하도록 하고 이때 이긴 사람은 답례로 크게 웃어 준다.

⑩ 거울웃음

양손을 가슴 앞에서 거울처럼 펼쳐놓고 거울을 보며 "거울아 거울아 이 세상에서 누가 제일 예쁘니" 하고 물어 본다음 "나" 라고 대답한 후 크게 하하하—웃은 다음 또 "거울아 거울아 이 세상에서 누가 제일 예쁘니" 라고 물어 본 다음 "또 나" 라고 대답하고 크게 웃음다음 "거울아 거울아 이 세상에서 누가 제일 예쁘니" 라고 물어 본 다음 " 역시 나" 라고 대답하고 더 크게 웃어본다.

⑪ 마음웃기

"나는 행복해", "사랑해"를 외치며 자신의 가슴을 끌어안으며 행복한 미소를 끌어낸다. '당신은 사랑받기 위해 태어난 사람' 음악을 틀어 놓는다. 음악을 들으며 자신의 존귀함을 깨닫고 천하보다 귀하고 값진 자신의 존재를 사랑할 수 있는 마음을 갖게 한다.

⑫ 파도타기 웃음

파도타기 웃음은 다양한 방법으로 시도할 수 있는데, 강당에서도 가능하다. 한 사람이 먼저 박장대소를 시작하면 차례대로 박장대소를 한다. 처음 사람은 끝날 때까지 박장대소를 하는 것으로 큰 웃음파도를 맛볼 수 있어 건강한 웃음소리를 이끌어 낸다.

⑬ 샤워 웃음

우리의 몸은 때밀이로 밀지만, 마음의 때를 웃음으로 밀어본다.

두 사람이 한 조가 되어, 부위별로 목욕을 시킨다. 부위별로 웃음을 달리하여 웃음을 끌어올려 준다. 한 사람이 엄마가 되고, 다른 한 사람은 아이가 되어 웃음세수를 시켜줘도 정말 재미있다.

⑭ 스티커를 이용한 칭찬 웃음

여러 가지 스티커를 이용하여 놀이와 함께 웃음을 나누는 웃음기법이다.

서로 '가위 바위 보'를 해서 스티커 하나를 붙이면서 칭찬해 준다.

또 다른 사람을 만나서 웃음인사를 하고 똑같은 방법으로 웃음을 나눈다.

마지막 반전을 위해 한꺼번에 가위 바위 보를 해서 한방에 붙이고, 많이 붙이거나 정해진 개수를 다 붙였을 때는 선물을 해도 좋다.

⑮ 백설공주 웃음

"거울아, 거울아 이 세상에서 누가 제일 이쁘니?", "바로 나~!" 하면서 양손을 턱에 받치고 그 기분 좋음을 느낀다. 그리고 흡족한 마음을 온몸으로 표현해 보는데 박장대소로 표현하게 하고, 10초 이상 유지한다.

⑯ 웃음버튼

일상생활에서 내가 자주 사용하는 물건이나 어떤 손잡이 등에 웃음버튼을 하나 정해 둔다. 웃음 스위치라 하여 서로의 웃음보(웃음스위치)를 정하는 방법도 있다. 스위치를 누르는 시간과 강도에 따라 웃음의 크기는 달라지고, 웃음이 끝없이 퍼진다.

제 11 장

치매예방을 위한 식습관

1

식품이 뇌에 미치는 영향

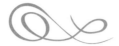

음식을 먹지 않으면 생명을 유지하기 어려울 뿐만 아니라 결국에는 사망에 이르게 된다. 뿐만아니라 식생활이 사람의 인체에 미치는 영향은 매우 크다. 음식은 우리 생명을 유지할 뿐만 아니라 뇌의 건강에도 지대한 영향을 미친다.

치매는 기억력부터 시작해서 대뇌의 기능 전체가 서서히 점차 소실되어 간다. 인간에게 육체만 건강하다고 해서 오래 사는 것이 중요한 것이 아니라, 뇌도 건강하게 유지해야 행복한 장수를 누릴 수 있다. 뇌가 신체보다 먼저 기능을 못한다면 우리의 삶은 비참하게 변하게 된다.

고령화 사회가 도래함과 동시에 노인성 치매가 증가함에 따라 두뇌의 노화를 방지하는 방법에 대하여 초미의 관심사가 아닐 수 없다. 뇌를 연구하는 사람들은 인간의 뇌세포는 125세까지 산다고 한다. 그러나 현실적으로는 뇌동맥경화나 뇌일혈이나 뇌혈전증 등 뇌혈관의 질병에 의해 뇌세포의 활동이 떨어지고, 그 수명이 현저하게 단축되어 사고력이 저하돼 노인성 치매가 나타나고 있다.

지금까지 밝혀진 연구에 의하면 뇌혈관을 노화시키고, 뇌세포의 활동을 저하시키고 있는 주된 원인이 바로 우리의 식생활에 있다는 것이다.

뇌는 생후 6개월 동안이 가장 빠르게 성장하여 출생 때에 비해 약 2배로 커지고 7, 8세에 성인의 뇌 무게의 90%까지 성장한다. 24세 전후에서 두뇌의 성장이 완성되고 더 이상 성장을 멈추게 된다. 두뇌의 성장이 두뇌 세포의 증가라고 생각하기 쉽지만, 사실 인간의 뇌세포는 갓난 아기 때에 이미 약 140억 개인데 이 숫자는 신체가 성장해도 절대로 늘어나지 않으며, 오히려 뇌세포가 죽는 것으로 알려져 있다.

두뇌의 기능, 지능은 근육과 마찬가지로 인지 훈련을 통해서 향상되는 것으로 보고되고 있다. 또한 두뇌의 활성화에 있어서 가장 중요한 것은 올바른 영양을 섭취하는 것이다. 두뇌도 육체와 마찬가지로 영양을 공급받지 않으면 성장은 물론 제대로 기능을 유지할 수 없게 된다. 따라서 두뇌 기능 유지에 식습관은 큰 영향을 준다고 할 수 있다.

실제로 두뇌의 기능을 높이는 영양소들이 많이 들어 있는 호두, 등푸른 생선, 콩, 해초류 등의 식품은 뇌의 기능을 활성화하거나 기능을 유지하는데 도움이 되는 것으로 알려져 있다.

특히 혈관성 치매는 기름기가 많은 육식 중심의 식생활에서 오는 콜레스테롤의 증가나 염분이 많은 식생활로 육체와 뇌세포의 노화를 촉진하고 있는 요인으로 등장했다. 콜레스테롤의 증가는 뇌혈관을 좁아지게 하여 피의 흐름이 어려워져 영양공급이 제대로 되지 못하는 것으로 알려져 있다. 이밖에도 고혈압이나 알코올, 비만, 당뇨병, 중풍, 몸에 해로운 식품첨가물 등도 치매를 일으키는 위험 인자이다. 치매를 일으키는 위험인자는 잘못된 식습관에 의해서 만들어지는 경우가 대부분이다. 따라서 치매는 우리가 먹는 음식이 지대한 영향을 끼치는 것을 알 수 있다.

2

영양관리의 필요성

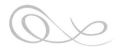

치매를 앓는 노인들을 살펴보면 대부분 영양실조인 경우가 많다. 치매환자는 노화로 인해 영양소 대사 능력이 감소되어 있고 여러 가지 신체적 질병을 함께 가지고 있을 가능성이 많기 때문에 치매환자는 어떤 환자보다도 영양관리가 중요하다.

현재 음식과 식습관을 고치는 것으로 치매를 예방하는 연구들이 이뤄지고 있다. 명확한 사실관계는 더 규명되어야 하겠지만 여러 가지 실험을 통해서 치매에 좋은 음식과 치매를 예방하는 식습관을 통해 치매를 관리하는 사람들은 그렇지 않은 사람들에 비하여 치매의 위험을 줄이는 결과가 실제로 나타나고 있다. 따라서 치매를 예방하고 치매를 지연하기 위해서는 치매예방에 좋은 음식과 치매를 예방하는 식습관을 생활화해야 한다.

노인들에게 5대 영양소(단백질, 칼슘, 무기질과 비타민, 당질, 지방)는 노인들의 건강을 유지하고 치매를 예방하는 데 반드시 필요한 영양소이다. 5대 영양소 중 탄수화물, 단백질, 지방은 신체의 에너지원으로 활용된다. 그 외에 미네랄, 비타민, 물은 신체의 신진대사를 돕는 영양소들이다.

치매를 예방하기 위해서는 5대 영양소를 균형적으로 섭취해야 한다. 노인은 활동인 왕성한 성인의 75~80% 수준의 영양소를 필수적으로 섭취해야 한다.

치매 증상이 나타나면 자신이 무엇을 섭취했는지, 식사를 했는지를 모르기 때문에 영양관리는 더욱 필요해진다. 영양이 충분해야 우리 몸이 최대한 기능을 유지할 수 있지만, 영양이 부족하면 건강도 나빠지면서 합병증은 물론 치매가 더욱 빨리 찾아오게 된다. 치매를 예방하기 위해서는 우리 몸의 기능을 최대한 유지하기 위해서 영양관리가 필요하다.

3

치매환자의 식사

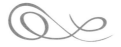

치매를 예방하거나 지연하기 위해서는 식단만큼이나 식사법도 중요하다. 치매를 예방하고 지연하기 위한 식사법을 보면 다음과 같다.

1. 치매를 예방하기 위해서는 하루에 3끼의 식사를 꾸준히 해야 한다. 밥을 몰아서 먹거나 불규칙한 식사를 하게 되면 혈중 혈당의 불안정과 저혈당에 의한 뇌세포 스트레스 유발과 인슐린 분비 증가로 고지혈증을 일으키게 된다. 특히 저혈당이 오래 지속되거나 비타민 B가 부족해지면 심각한 뇌손상의 원인이 되어 치매에 걸리거나 빨리 악화될 수 있다.

2. 국과 찌개는 되도록 소금의 양을 줄여서 심심하게 먹어야 한다. 소금은 혈압을 상승하게 하는 요인이 되어 뇌혈관에 무리를 주게되어 치매에 걸리게 될 수 있으므로 주의해야 한다.

3. 음식은 되도록 씹어 먹는 활동을 많이 해서 먹어야 한다. 음식물을 씹는 활동은 몸에서 소화를 쉽게 하기 위해서 흡수할 수 있는 작은 단위로 분해하는 역할을 한다. 뿐만 아니라 치아는 뇌신경과 연결되어 씹을수록 뇌신경을 자극하여 인지기능 향상을 돕고 뇌혈류를 증가시킨다. 따라서 천천히 꼭꼭 잘 씹는 것이 치매 예방에 도움이 된다. 실제로 치아 상태가 악화되어 저작 운동이 줄어드는 노인의 경우 치매 발병 확률이 높아진다. 따라서 틀니나 임플란트를 한 노인이라도 위아래로 씹는 것은 가능하기 때문에 되도록, 위 아래로 가볍게 씹는 활동을 많이 할 수 있는 요리를 하는 것이 좋다. 저작이 어려운 노인들을 위해서는 죽을 제공하고, 반찬은 다지거나 갈아서 먹기 좋은 형태로 제공하는 것이 좋다.

4. 식사의 양은 성인에 비해서 운동량이 적기 때문에 70~80% 정도만 하는 것이 좋다. 식사 양이 많아지게 되면 비만하게 되며, 비만은 각종 성인병을 가져올 수 있다.

5. 목이 마르지 않아도 물은 자주 먹는 것이 좋다. 물은 체내에서 영양소의 소화흡수를 촉진하고 몸에 쌓이는 찌꺼기를 몸 밖으로 배출하는 역할을 한다. 또한 몸의 모든 기능을 정상화시키는 일을 하기 때문에 매우 중요하지만, 물은 언제든 마실 수 있다는 생각에 소홀해져서 물이 부족해지기 쉽다.

6. 치매예방을 위해서는 치매예방에 좋은 음식을 자주 먹고, 치매를 높이는 음식들은 멀리하는 것이 좋다.

4

치매환자에게 좋은 지방과 비타민

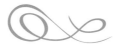

1. 좋은 지방

1) 올리브유는 뇌혈관 질환 예방과 기억력 증진에 도움이 된다.

2) 리놀레산은 푸른 잎 채소, 견과류, 아마씨 등에 풍부하다.

3) 오메가3지방산은 정어리, 참치, 고등어, 꽁치, 삼치, 연어 등에 풍부하다.

4) DHA는 참치, 고등어, 꽁치, 장어, 정어 등에 풍부하다.

2. 비타민

1) 비타민 B는 뇌 혈류량을 증가시켜 뇌세포의 건강을 돕는 대표적 영양소다.

2) 비타민 B_1 은 생선, 살코기, 우유, 닭고기, 현미, 보리, 통밀, 해바라기씨, 잣 등에 풍부하게 함유되어 있으며, 뇌의 유일한 에너지원인 포도당을 연소시키는 작용을 한다.

3) 비타민 B_2 는 쇠고기, 돼지고기, 콩류, 견과, 간, 우유 등에 많으며, 뇌의 대사활동에 필수요소로서 기억력 감퇴를 예방한다.

4) 비타민 B_{12} 의 결핍은 기억력을 퇴화시킬 수 있다.

5) 비타민 E는 뇌 세포막의 항산화 작용에 중요한 역할을 하며 치매의 발병 가능성을 낮추고 진행을 늦춘다.

6) 비타민 C는 유해산소를 중화시키는 항산화 효과를 가지며 인지기능 장애의 가능성을 줄여준다.

7) 비타민 D의 결핍은 노인에게 낙상 및 우울한 기분을 유발한다.

비타민의 효능

비타민이 하는 일을 연결하세요.

비타민 B ●		● 포도당을 연소시키는 작용
비타민 B₁ ●		● 기억력 감퇴를 예방
비타민 B₂ ●		● 뇌 혈류량을 증가시켜 뇌세포의 건강을 돕는 대표적 영양소
비타민 E ●		● 항산화 효과를 가지며 인지기능 장애의 가능성을 줄여 주는 영양소
비타민 C ●		● 부족하면 낙상 및 우울한 기분을 유발
비타민 D ●		● 치매의 발병 가능성을 낮추고 진행을 늦추는 영양소

5

치매에 좋은 음식

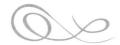

1. 과일과 채소
말린 자두, 건포도, 블루베리, 검은 딸기 등과 시금치, 케일, 브로콜리, 근대, 미나리 등 녹황색채소가 항산화 효과가 높은 것으로 밝혀져 있다.

2. 호두
불포화지방산이 다량 함유되어 있고 뇌신경을 안정시키는 칼슘과 비타민 B군이 풍부하다. 호두를 하루에 서너 개 정도 먹으면 치매예방에 도움이 된다.

3. 검은 참깨
뇌신경세포의 주성분인 아미노산이 균형 있게 들어 있어 최고의 두뇌 건강식품이다.

4. 콩
뇌세포의 회복을 도와주는 레시틴과 뇌의 노화를 억제하는 사포닌 성분이 함유되어 있다.

5. 감자
비타민 C, 비타민 E, 철분이 풍부하며 기억력과 사고력을 향상시키는 비타민 B_1 과 B_2 가 함유되어 있다.

6. 카레
카레의 커큐민 성분은 치매를 일으키는 원인 중 하나인 뇌에 축적되는 독성 단백질을 분해한다.

7. 미역 등 해조류
해조류에 있는 요오드는 두뇌 발달에 연관이 있는 갑상선 호르몬의 재료가 된다. 또한 미역은 머리를 맑게 해주는 칼륨이 많이 들어 있다.

치매에 좋은 음식

치매에 좋은 음식이 하는 일을 연결하세요.

과일과 채소 ●	● 뇌에 축적되는 독성 단백질을 분해
호두 ●	● 항산화 효과
검은 참깨 ●	● 불포화지방산이 다량 함유되어 있고 뇌신경을 안정
콩 ●	● 아미노산이 균형 있게 들어 있어 최고의 두뇌 건강식품
감자 ●	● 뇌에 축적되는 독성 단백질을 분해
카레 ●	● 사고력을 향상시키는 비타민 B_1 과 B_2 가 함유
미역 등 해조류 ●	● 두뇌발달에 연관이 있는 갑상선 호르몬의 재료

제 12 장

치매예방 활동의 실제

1

치매예방 활동지 활용 방법

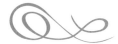

치매환자들을 분석해보면 치매는 고학력자보다는 저학력자가 많이 걸리는 것으로 나타났다. 그리고 전반적으로 머리를 많이 사용하는 직업 종사자보다는 머리를 많이 사용하지 않는 직업 종사자에게 치매가 많이 나타났다. 또한 평상시 뇌를 많이 쓰면 정신계 손상을 감소시킬 수 있다는 연구결과를 종합해보면 머리를 많이 사용할수록 치매를 예방하는 데 도움이 된다는 것이다.

결국 인지요법은 뇌 운동을 통하여 치매를 예방하거나 치매를 더디게 하는 데 유용하다는 것을 알 수 있다. 따라서 인지요법을 적용하면 뇌가 운동을 하여 신경전달 통로의 수를 증가시킴으로써 뇌가 손상될 때 새로운 신경전달 통로를 이용할 수 있다.

인지요법은 다양하지만 그중에서 지속적이면서도 가장 효과적인 것이 치매예방 교육이다. 치매예방 교육은 직접 강의를 통해 전달할 수도 있지만 활동지를 통해 학습자가 직접 참여하는 것도 교육적 효과가 매우 높다.

치매예방 활동지를 이용한 치매예방은 인지기능 저하를 치료하고 보존 및 향상을 위해 특별히 만들어진 의사소통 중심의 접근방법이다. 인지요법 중에서 활동지를 통한 치매예방은 치매교육을 체계적이고 지속적으로 할 수 있다는 장점을 가지고 있다.

치매예방을 위한 활동지의 활용법을 살펴보면 다음과 같다.

- 치매예방 프로그램은 가장 기초적인 1단계부터 고급의 3단계(3권)로 구성되어 있고, 활동지의 상황에 따라 단계별로 적용할 수 있다.
- 활동지는 지남력, 집중력, 지각력, 기억력, 판단력, 언어력, 시공간력, 세산능력, 일기쓰기 등 9가지로 구성되어 있다. 능력마다 난이도가 다른 7개의 활동지가 있으며, 일기쓰기는 10페이지가 첨부되어 있다.

■ 활동지 1권에는 총 63개의 활동지와 10페이지의 일기로 구성되어 있기 때문에 활동지는 수업 중에 사용하며, 일기쓰기는 매일의 과제로 활용할 수 있다.

■ 활동지는 1시간당 2개의 활동지를 사용할 것을 권하며, 시간이 남을 때는 3개를 활용해도 된다. 따라서 활동지 1권은 주 2회 회당 2시간씩 수업을 한다고 가정한다면 2개월 분량이다. 매월 1권의 활동지를 적용한다면 6개월 동안 사용할 수 있다.

■ 활동지를 활용한 수업활동은 다음과 같이 진행한다.

〈표 11-1〉 인지기능

수업명		지남력 높이기	
학습목표		● 지남력을 설명할 수 있다. ● 지남력에 관련된 기억들을 말한다.	
수업단계		교 수 - 학 습 활 동	자료
1	도입단계 (5분)	● 오늘의 날씨, 특이한 일, 소감 등을 말해준다. ● 오늘 학습할 내용에 대해서 소개를 한다. ● 학습목표를 설명한다.	
2	전개단계 (20분)	● 지도사 : 활동지를 작성하는 방법을 자세하게 설명한다. - 학습자 : 지도사의 설명을 듣는다. ● 지도사 : 활동지를 설명한대로 작성하도록 한다. - 학습자 : 설명을 들은 대로 학습지를 작성한다. ● 지도사 : 활동지 작성을 마치면 활동지의 내용을 확인한다. - 학습자 : 자신이 작성한 학습지가 올바르게 작성되었는지 확인한다.	
3	정리단계 (5분)	●지도사 : 학습소감을 발표하게 한다. - 학습자 : 학습소감을 발표한다. ● 지도사 : 학습에 대한 정리와 평가를 한다. ● 지도사 : 차시학습 예고를 한다.	

● 활동지를 수업에 효과적으로 활용하기 위해서는 먼저 지도자가 학습자에게 활동지를 해결하는 방법과 마감시간을 알려주어 활동지를 어떻게 풀어야 하는지 고민하지 않도록 해야 한다.

● 학습자가 활동지를 푸는 동안 지도자는 학습자가 활동지를 해결할 수 있도록 도와주어야 한다.

● 활동능력은 학습자 전체에게 활동지에서 요구하는 대로 활동하도록 지도한다.

● 일기쓰기는 매일 일기쓰기 양식에 맞게 쓰도록 지도한다.

● 활동지를 다 해결하고 나면 전체 학습자에게 소감을 물어보고 수업을 정리하고 차시 학습을 예고한다.

활동지 활용 방법

회차	주차		강의 내용	활용 방법
1권	1	화	지남력 1단계, 집중력 1단계/ 지각력 1단계, 지각력 1단계	강의 /실습 /발표
		목	기억력 1단계, 판단력 1단계/ 언어력 1단계, 시공간력 1단계	
	2	화	계산능력 1단계, 활동능력 1단계/ 지남력 2단계, 집중력 2단계	
		목	지각력 2단계, 지각력 2단계/ 기억력 2단계, 판단력 2단계	
	3	화	기억력 2단계, 판단력 2단계/ 언어력 2단계, 시공간력 2단계	
		목	계산능력 2단계, 활동능력 2단계/ 지남력 3단계, 집중력 3단계	
	4	화	지각력 3단계, 지각력 3단계/ 기억력 3단계, 판단력 3단계	
		목	언어력 3단계, 시공간력 3단계/ 계산능력 3단계, 활동능력 3단계	
2권	1	화	지남력 1단계, 집중력 1단계/ 지각력 1단계, 지각력 1단계	강의 /실습 /발표
		목	기억력 1단계, 판단력 1단계/ 언어력 1단계, 시공간력 1단계	
	2	화	계산능력 1단계, 활동능력 1단계/ 지남력 2단계, 집중력 2단계	
		목	지각력 2단계, 지각력 2단계/ 기억력 2단계, 판단력 2단계	
	3	화	기억력 2단계, 판단력 2단계/ 언어력 2단계, 시공간력 2단계	
		목	계산능력 2단계, 활동능력 2단계/ 지남력 3단계, 집중력 3단계	
	4	화	지각력 3단계, 지각력 3단계/ 기억력 3단계, 판단력 3단계	
		목	언어력 3단계, 시공간력 3단계/ 계산능력 3단계, 활동능력 3단계	
3권	1	화	지남력 1단계, 집중력 1단계/ 지각력 1단계, 지각력 1단계	강의 /실습 /발표
		목	기억력 1단계, 판단력 1단계/ 언어력 1단계, 시공간력 1단계	
	2	화	계산능력 1단계, 활동능력 1단계/ 지남력 2단계, 집중력 2단계	
		목	지각력 2단계, 지각력 2단계/ 기억력 2단계, 판단력 2단계	
	3	화	기억력 2단계, 판단력 2단계/ 언어력 2단계, 시공간력 2단계	
		목	계산능력 2단계, 활동능력 2단계/ 지남력 3단계, 집중력 3단계	
	4	화	지각력 3단계, 지각력 3단계/ 기억력 3단계, 판단력 3단계	
		목	언어력 3단계, 시공간력 3단계/ 계산능력 3단계, 활동능력 3단계	

2
기억력을 높이는 활동

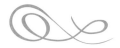

기억력이란 외부의 자극을 정확하게 인지하는 능력을 말한다.

① 가전제품 기억하기

무엇인지 이름을 적고, 무엇이 있는지 기억해 보세요.

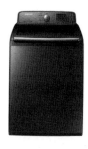

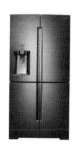

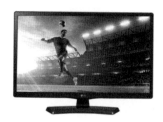

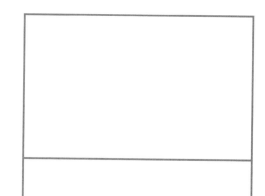

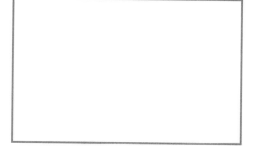

그림을 가리고 무엇이 있었는지 기억을 떠 올려보세요.

3
지남력을 높이는 활동

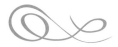

지남력이란 사람, 장소, 시간을 파악하는 개인의 지각능력을 말한다.

---

1 나 알기

1) 나의 이름은 무엇인가 적어보세요?

2) 나의 생일은 어떻게 되나요? 년도와 월, 일을 적어보세요.

3) 나의 나이는 몇 살인가요?

4) 내가 가장 좋아하는 친구는 누구인가요?

5) 내가 가장 잘하는 것은 무엇인가요?

6) 지금 가장 보고 싶은 사람은 누구인가요?

4
지각력을 높이는 활동

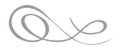

지각력이란 외부의 자극에 대하여 정확하게 인지하는 능력을 말한다.

1 같은 과일 연결하기

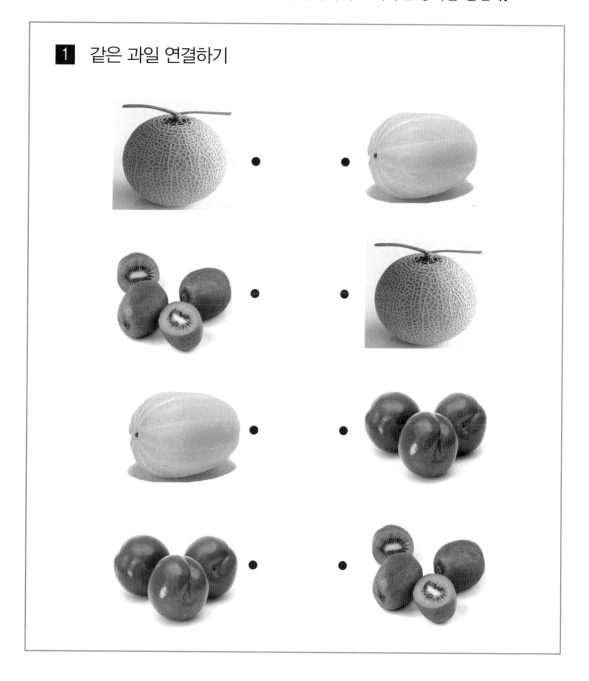

5
집중력을 높이는 활동

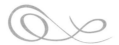

**집중력이란 어떤 일을 할 때 상관없는 주변 소음이나 자극에
방해받지 않고 몰두하는 능력을 말한다.**

1 다른 문양 찾기

위 그림과 아래 그림의 차이를 찾아서 동그라미로 표시해보세요.

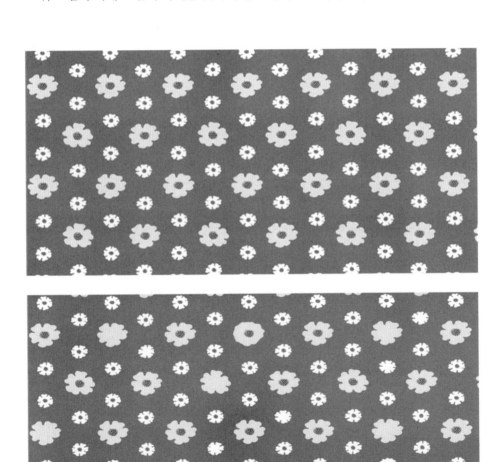

6
판단력을 높이는 활동

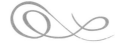

판단력이란 사물을 올바르게 인식하고 평가하는 능력을 말한다.

---

1 물건의 이름과 용도

다음 그림을 보고 이름을 적고 용도를 말해보세요.

7
시공간력을 높이는 활동

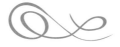

시공간력이란 사물의 크기나 공간적인 성격을 인지하는 능력을 말한다.

1 따라 그리기

왼쪽 도형을 보고 따라 그려보세요.

8
수리력을 높이는 활동

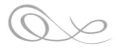

수리력이란 물건 또는 값의 크기를 비교하거나 주어진 수의 계산능력을 말한다.

---

1 더하기

다음을 계산해보세요.

$$1 + 1 =$$

$$2 + 1 =$$

$$3 + 1 =$$

$$4 + 2 =$$

$$5 + 2 =$$

$$6 + 2 =$$

$$6 + 3 =$$

$$7 + 2 =$$

$$7 + 3 =$$

9
언어력을 높이는 활동

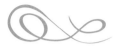

언어력이란 자신의 생각이나 감정을 표현하고 다른 사람과 소통하기 위한 소리나 문자를 사용하는 능력을 말한다.

---

1 글자 익히기

자음과 모음을 모아 글자를 만들어 써보세요.

모음 자음	ㅏ	ㅐ	ㅑ	ㅓ
ㄱ	가	개	갸	거
ㄴ				
ㄷ				
ㄹ				
ㅁ				

10
일기쓰기 활동

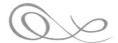

**일기쓰기는 하루 일과를 정리하면서 주의집중과 기억력 향상에
도움이 되고, 정신건강에 좋다.**

오늘의 일기(20 년 월 일)	
오늘 한 일	
오늘 만난 사람	
오늘 먹은 음식	
오늘 한 운동	

부록

치매선별용 한국형 간이정신상태 검사(SMMSE-DS)

성 명		출생연도		성별		교육연수	년
검사일		총 점		판 정		정상 / 저하	

1. 올해는 몇 년도 입니까?	0 1
2. 지금은 무슨 계절입니까?	0 1
3. 오늘은 며칠입니까?	0 1
4. 오늘은 무슨 요일입니까?	0 1
5. 지금은 몇 월입니까?	0 1
6. 우리가 있는 이곳은 무슨 도/특별시/광역시입니까?	0 1
7. 여기는 무슨 시/군/구입니까?	0 1
8. 여기는 무슨 구/동/읍/면입니까?	0 1
9. 우리는 지금 이 건물의 몇 층에 있습니까?	0 1
10. 이 장소의 이름이 무엇입니까?	0 1
11. 제가 세 가지 물건의 이름을 말씀드리겠습니다. 끝까지 다 들으신 다음에 세 가지 물건의 이름을 모두 말씀해 보십시오. 그리고 몇 분 후에는 그 세 가지 물건의 이름들을 다시 물어볼 것이니 들으신 물건의 이름을 잘 기억하고 계십시오. 이제 OOO 님께서 방금 들으신 3가지 물건 이름을 모두 말씀해 보세요.	0 1 0 1 0 1

내용		점수
12. 100에서 7을 빼면 얼마가 됩니까?	93	0　1
거기에서 7을 빼면 얼마가 됩니까?	86	0　1
거기에서 7을 빼면 얼마가 됩니까?	79	0　1
거기에서 7을 빼면 얼마가 됩니까?	72	0　1
거기에서 7을 빼면 얼마가 됩니까?	65	0　1
13. 조금 전에 제가 기억하라고 말씀드렸던 세 가지 물건의		
이름이 무엇인지 말씀하여 주십시오.		
		0　1
		0　1
		0　1
14. (실제 시계를 보여주며) 이것을 무엇이라고 합니까?		0　1
(실제 연필이나 볼펜을 보여주며) 이것을 무엇이라고 합니까?		0　1
15. 제가 하는 말을 끝까지 듣고 따라해 보십시오.		
한 번만 말씀드릴 것이니 잘 듣고 따라 하십시오.		
		0　1
16. 지금부터 제가 말씀드리는 대로 해 보십시오. 한 번만 말씀드릴 것이니 잘 들으시고 그대로 해 보십시오. 제가 종이를 한 장 드릴 것입니다. 그러면 그 종이를 오른손 으로 받아, 반으로 접은 다음, 무릎 위에 올려놓으십시오.		
		0　1
		0　1
		0　1
17. (겹친 오각형 그림을 가리키며) 여기에 오각형이 겹쳐져 있는 그림이 있습니다. 이 그림을 아래 빈 곳에 그대로 그려보십시오.		0　1
18. 옷은 왜 빨아서 입습니까?		0　1
19. "티끌 모아 태산" 은 무슨 뜻 입니까?		0　1
총 점		/ 30

치매 관리법

– 제1장 총칙 –

제1조(목적)

이 법은 치매의 예방, 치매환자의 진료·요양 및 치매퇴치를 위한 연구 등에 관한 정책을 종합적으로 수립·시행함으로써 치매로 인한 개인적 고통과 피해 및 사회적 부담을 줄이고 국민건강증진에 이바지함을 목적으로 한다.

제2조(정의) 이 법에서 사용하는 용어의 뜻은 다음과 같다.

1. "치매" 란 퇴행성 뇌질환 또는 뇌혈관계 질환 등으로 인하여 기억력, 언어능력, 지남력(指南力), 판단력 및 수행능력 등의 기능이 저하됨으로써 일상생활에서 지장을 초래하는 후천적인 다발성 장애를 말한다.
2. "치매환자" 란 치매로 인한 임상적 특징이 나타나는 사람으로서 의사 또는 한의사로부터 치매로 진단받은 사람을 말한다.
3. "치매관리"란 치매의 예방과 진료·요양 및 조사·연구 등을 말한다.

제3조(국가 등의 의무)

① 국가와 지방자치단체는 치매관리에 관한 사업(이하 "치매관리사업"이라 한다)을 시행하고 지원함으로써 치매를 예방하고 치매환자에게 적절한 의료서비스가 제공될 수 있도록 적극 노력하여야 한다.

② 국가와 지방자치단체는 치매환자를 돌보는 가족의 부담을 완화하기 위하여 노력하여야 한다.

③ 국가와 지방자치단체는 치매와 치매예방에 관한 국민의 이해를 높이기 위하여 교육·홍보 등 필요한 시책을 마련하여 시행하여야 한다.

④ 「의료법」에 따른 의료인, 의료기관의 장 및 의료업무 종사자는 국가와 지방자치단체가 실시하는 치매관리사업에 적극 협조하여야 한다.

제4조(다른 법률과의 관계)

치매관리 및 치매환자에 대한 지원에 관하여는 다른 법률에 특별한 규정이 있는 경우를 제외하고는 이 법에서 정하는 바에 따른다.

제5조(치매극복의 날)

① 치매관리의 중요성을 널리 알리고 치매를 극복하기 위한 범국민적 공감대를 형성하기 위하여 매년 9월 21일을 치매극복의 날로 한다.

② 국가와 지방자치단체는 치매극복의 날 취지에 부합하는 행사와 교육·홍보 사업을 시행하여야 한다.

– 제2장 치매관리종합계획의 수립, 시행 등 –

제6조(치매관리종합계획의 수립 등)

① 보건복지부장관은 제7조에 따른 국가치매관리위원회의 심의를 거쳐 치매관리에 관한 종합계획(이하 "종합계획"이라 한다)을 5년마다 수립하여야 한다. 종합계획 중 대통령령으로 정하는 중요한 사항을 변경하는 경우에도 또한 같다.

② 종합계획에는 다음 각 호의 사항이 포함되어야 한다.

　　1. 치매의 예방·관리를 위한 기본시책

　　2. 치매검진사업의 추진계획 및 추진방법

　　3. 치매환자의 치료·보호 및 관리

　　4. 치매에 관한 홍보·교육

　　5. 치매에 관한 조사·연구 및 개발

　　6. 치매관리에 필요한 전문인력의 육성

　　7. 치매환자가족에 대한 지원

　　8. 그 밖에 치매관리에 필요한 사항

③ 보건복지부장관은 확정된 종합계획을 관계 중앙행정기관의 장, 특별시장·광역시장·도지사·특별자치도지사(이하 "시·도지사"라 한다) 및 시장·군수·구청장(자치구의 구청장을 말한다. 이하 같다)에게 통보하여야 한다.

④ 관계 중앙행정기관의 장, 시·도지사 및 시장·군수·구청장은 종합계획에 따라 매년 치매관리에 관한 시행계획(이하 "시행계획"이라 한다)을 수립·시행 및 평가하여야 한다.

⑤ 보건복지부장관, 관계 중앙행정기관의 장, 시·도지사 및 시장·군수·구청장은 종합계획 또는 시행계획을 수립·시행하기 위하여 필요한 경우에는 관계 기관·단체·시설 등에 자료제공 및 업무협조를 요청할 수 있다. 이 경우 협조 요청을 받은 관계 기관 등은 특별한 사유가 없는 한 이에 따라야 한다.

⑥ 종합계획의 수립과 시행계획의 수립·시행 및 평가에 필요한 사항은 대통령령으로 정한다.

제7조(국가치매관리위원회)

보건복지부장관은 종합계획 수립 및 치매관리에 관한 중요 사항을 심의하기 위하여 보건복지부장관 소속으로 국가치매관리위원회(이하 "위원회"라 한다)를 둔다.

제8조(위원회의 구성)

① 위원회는 위원장 1명을 포함한 15명 이내의 위원으로 구성한다.

② 위원장은 보건복지부차관이 된다.

③ 위원은 치매에 관한 학식과 경험이 풍부한 사람 중에서 보건복지부장관이 임명 또는 위촉한다.

④ 그 밖에 위원회의 구성·조직 및 운영에 필요한 사항은 대통령령으로 정한다.

제9조(위원회의 기능) 위원회는 다음 각 호의 사항을 심의한다.

1. 국가치매관리 체계 및 제도의 발전에 관한 사항

2. 종합계획의 수립 및 평가에 관한 사항

3. 연도별 시행계획에 관한 사항

4. 치매관리사업의 예산에 관한 중요한 사항

5. 그 밖에 치매관리사업에 관한 중요한 사항으로서 위원장이 심의에 부치는 사항

– 제3장 치매연구사업 등 –

제10조(치매연구사업)

① 보건복지부장관은 치매의 예방과 진료기술의 발전을 위하여 치매 연구·개발 사업(이하 "치매연구사업"이라 한다)을 시행한다.

② 치매연구사업에는 다음 각 호의 사항이 포함되어야 한다.

1. 치매환자의 관리에 관한 표준지침의 연구

2. 치매 관련 의료 및 복지서비스에 관한 연구

3. 그 밖에 보건복지부령으로 정하는 사업

③ 보건복지부장관은 치매연구사업을 추진할 때 학계·연구기관 및 산업체 간의 공동연구사업을 우선 지원하여야 한다.

④ 보건복지부장관은 치매연구사업에 관한 국제협력의 증진을 위하여 노력하고 선진기술의 도입을 위한 전문인력의 국외파견 및 국내유치 등의 방안을 마련하여야 한다.

⑤ 보건복지부장관은 「의료법」 제3조제2항에 따른 종합병원(이하 "종합병원"이라 한다), 「사회복지사업법」 제2조제3호에 따른 사회복지법인, 그 밖의 보건의료 및 복지 관련 단체로 하여금 치매연구사업을 실시하게 할 수 있다.

⑥ 치매연구사업 지원에 필요한 사항은 보건복지부령으로 정한다.

제11조(치매검진사업)

① 보건복지부장관은 종합계획에 따라 치매를 조기에 발견하는 검진사업(이하 "치매검진사업"이라 한다)을 시행하여야 한다.

② 치매검진사업의 범위, 대상자, 검진주기 등에 필요한 사항은 대통령령으로 정한다.

③ 치매의 검진 방법 및 절차 등에 필요한 사항은 보건복지부령으로 정한다.

④ 국가는 치매검진을 받는 사람 중 「의료급여법」에 따른 의료급여수급자 및 대통령령으로 정하는 건강보험가입자에 대하여 그 비용의 전부 또는 일부를 지원할 수 있다.

제12조(치매환자의 의료비 지원사업)

① 국가와 지방자치단체는 치매환자의 경제적 부담능력을 고려하여 치매 치료 및 진단에 드는 비용을 예산에서 지원할 수 있다.

② 제1항에 따른 의료비 지원의 대상·기준 및 방법 등에 필요한 사항은 대통령령으로 정한다.

제12조의2 (치매환자의 가족지원 사업)

① 국가와 지방자치단체는 치매환자의 가족을 위한 상담·교육 프로그램을 개발·보급하여야 한다.

② 제1항에 따른 상담·교육 프로그램의 개발·보급 및 지원 등에 필요한 사항은 보건복지부령

으로 정한다.

제12조의3(성년후견제 이용지원)

① 지방자치단체의 장은 치매환자가 다음 각 호의 어느 하나에 해당하여 후견인을 선임할 필요가 있음에도 불구하고 자력으로 후견인을 선임하기 어렵다고 판단되는 경우에는 그를 위하여 「민법」에 따라 가정법원에 성년후견개시, 한정후견개시 또는 특정후견의 심판을 청구할 수 있다.

1. 일상생활에서 의사를 결정할 능력이 충분하지 아니하거나 매우 부족하여 의사결정의 대리 또는 지원이 필요하다고 볼 만한 상당한 이유가 있는 경우

2. 치매환자의 권리를 적절하게 대변하여 줄 가족이 없는 경우

3. 별도의 조치가 없으면 권리침해의 위험이 상당한 경우

② 지방자치단체의 장이 제1항에 따라 성년후견개시, 한정후견개시 또는 특정후견의 심판을 청구할 때에는 대통령령으로 정하는 요건을 갖춘 사람 또는 법인을 후견인 후보자로 하여 그 사람 또는 법인을 후견인으로 선임하여 줄 것을 함께 청구하여야 한다.

③ 지방자치단체의 장은 치매환자의 치료·보호 및 관리와 관련된 기관·법인·단체의 장에게 제2항에 따른 후견인 후보자를 추천하여 줄 것을 의뢰할 수 있다.

④ 국가와 지방자치단체는 제1항 및 제2항에 따라 선임된 후견인의 후견사무의 수행에 필요한 비용의 일부를 예산의 범위에서 보건복지부령으로 정하는 바에 따라 지원할 수 있다.

⑤ 제1항부터 제4항까지의 규정에 따른 후견제 이용지원의 요건, 후견인 후보자의 자격 및 추천 절차, 후견인 후견사무에 필요한 비용 지원 등에 필요한 사항은 보건복지부령으로 정한다.

제13조(치매등록통계사업)

보건복지부장관은 치매의 발생과 관리실태에 관한 자료를 지속적이고 체계적으로 수집·분석하여 통계를 산출하기 위한 등록·관리·조사 사업(이하 "치매등록통계사업"이라 한다)을 시행하여야 한다.

제14조(역학조사)

① 보건복지부장관은 치매 발생의 원인 규명 등을 위하여 필요하다고 인정하는 때에는 역학조사를 실시할 수 있다.

② 제1항에 따른 역학조사의 실시 시기·방법 및 내용 등에 필요한 사항은 보건복지부령으로 정한다.

제15조(자료제공의 협조 등)

① 보건복지부장관은 치매환자를 진단·치료하는 의료인 또는 의료기관, 「국민건강보험법」에 따른 국민건강보험공단 및 건강보험심사평가원, 관계 중앙행정기관의 장, 지방자치단체의 장, 공공기관의 장, 그 밖에 치매에 관한 사업을 하는 법인·단체에 대하여 보건복지부령으로 정하는 바에 따라 제13조의 치매등록통계사업, 제14조의 역학조사에 필요한 자료의 제출이나 의견의 진술 등을 요구할 수 있다. 이 경우 자료의 제출 등을 요구받은 자는 특별한 사유가 없으면 이에 따라야 한다.

② 보건복지부장관이 제1항에 따라 요구할 수 있는 자료는 특정 개인을 알아볼 수 없는 형태의 자료에 한정한다.

제16조(중앙치매센터의 설치)

① 보건복지부장관은 치매관리에 관한 다음 각 호의 업무를 수행하게 하기 위하여 중앙치매센터를 설치·운영할 수 있다.

1. 치매연구사업에 대한 국내외의 추세 및 수요 예측
2. 치매연구사업 계획의 작성
3. 치매연구사업 과제의 공모·심의 및 선정
4. 치매연구사업 결과의 평가 및 활용
5. 삭제 〈2015.1.28.〉
6. 재가치매환자관리사업에 관련된 교육·훈련 및 지원 업무
7. 치매관리에 관한 홍보
8. 치매와 관련된 정보·통계의 수집·분석 및 제공
9. 치매와 관련된 국내외 협력
10. 치매의 예방·진단 및 치료 등에 관한 신기술의 개발 및 보급
11. 그 밖에 치매와 관련하여 보건복지부장관이 필요하다고 인정하는 업무

② 보건복지부장관은 제1항에 따른 중앙치매센터의 설치·운영을 그 업무에 필요한 전문인력과 시설을 갖춘 「의료법」 제3조제2항제3호의 병원급 의료기관에 위탁할 수 있다. 〈신설 2015.1.28.〉

③ 제1항에 따른 중앙치매센터의 설치·운영 및 제2항에 따른 위탁 등에 필요한 사항은 보건복지부령으로 정한다. 〈개정 2015.1.28.〉

제16조의2(광역치매센터의 설치)

① 시·도지사는 치매관리에 관한 다음 각 호의 업무를 수행하게 하기 위하여 보건복지부장관과 협의하여 광역치매센터를 설치·운영할 수 있다.

    1. 치매관리사업 계획

    2. 치매 연구

    3. 치매상담센터 및 「노인복지법」 제31조에 따른 노인복지시설 등에 대한 기술 지원

    4. 치매 관련 시설·인프라 등 자원조사 및 연계체계 마련

    5. 치매 관련 종사인력에 대한 교육·훈련

    6. 치매환자 및 가족에 대한 치매의 예방·교육 및 홍보

    7. 치매에 관한 인식 개선 홍보

    8. 그 밖에 보건복지부장관이 정하는 치매 관련 업무

② 시·도지사는 제1항에 따른 광역치매센터의 설치·운영을 그 업무에 필요한 전문인력과 시설을 갖춘 「의료법」 제3조제2항제3호의 병원급 의료기관에 위탁할 수 있다.

③ 제1항에 따른 광역치매센터의 설치·운영 및 제2항에 따른 위탁 등에 필요한 사항은 보건복지부령으로 정하는 바에 따라 해당 지방자치단체의 조례로 정한다.

제17조(치매상담센터의 설치)

① 시·군·구의 관할 보건소에 치매예방 및 치매환자 관리를 위한 치매상담센터(이하 "치매상담센터"라 한다)를 설치한다.

② 치매상담센터는 다음 각 호의 업무를 수행한다.

    1. 치매환자의 등록·관리

    2. 치매등록통계사업의 지원

    3. 치매의 예방·교육 및 홍보

    4. 치매환자 및 가족 방문·관리

    5. 치매조기검진

    6. 그 밖에 시장·군수·구청장이 치매관리에 필요하다고 인정하는 업무

③ 치매상담센터의 인력기준 및 그 밖에 필요한 사항은 보건복지부령으로 정한다.

제17조의2(치매상담전화센터의 설치)

① 보건복지부장관은 치매예방, 치매환자 관리 등에 관한 전문적이고 체계적인 상담 서비스를 제공하기 위하여 치매상담전화센터를 설치할 수 있다.

② 치매상담전화센터는 다음 각 호의 업무를 수행한다.

    1. 치매에 관한 정보제공

    2. 치매환자의 치료 · 보호 및 관리에 관한 정보제공

    3. 치매환자와 그 가족의 지원에 관한 정보제공

    4. 치매환자의 가족에 대한 심리적 상담

    5. 그 밖에 보건복지부장관이 필요하다고 인정하는 치매 관련 정보의 제공 및 상담

③ 보건복지부장관은 제1항에 따른 치매상담전화센터의 설치 · 운영을 그 업무에 필요한 전문인력과 시설을 갖춘 「의료법」 제3조제2항제3호의 병원급 의료기관, 치매 관련 전문기관 · 법인 · 단체 등에 위탁할 수 있다.

④ 제1항에 따른 치매상담전화센터의 설치 · 운영 및 제3항에 따른 위탁 등에 필요한 사항은 보건복지부령으로 정한다.

- 제4장 보칙 -

제18조(비용의 지원)

① 국가와 지방자치단체는 치매관리사업을 수행하는 자에 대하여 다음 각 호에 해당하는 비용의 전부 또는 일부를 지원할 수 있다. 〈개정 2015.1.28.〉

    1. 제10조에 따른 치매연구사업, 제11조에 따른 치매검진사업, 제12조의2에 따른 치매환자의 가족지원 사업, 제13조에 따른 치매등록통계사업 및 제14조에 따른 역학조사 수행에 드는 비용

    1의2. 제16조 및 제16조의2에 따른 중앙치매센터 및 광역치매센터의 설치 · 운영에 드는 비용

    1의3. 제17조의2에 따른 치매상담전화센터의 설치 · 운영에 드는 비용

    2. 치매관리사업에 대한 교육 · 홍보에 드는 비용

    3. 치매관리사업에 필요한 전문인력의 교육 · 훈련에 드는 비용

    4. 치매관리사업을 수행하는 법인 · 단체의 교육 및 홍보 사업에 드는 비용

② 제1항에 따른 비용 지원의 기준 · 방법 및 절차에 필요한 사항은 대통령령으로 정한다.

제19조(비밀누설의 금지)

이 법에 따라 치매관리사업에 종사하거나 종사하였던 자는 업무상 알게 된 비밀을 누설하여서는 아니 된다.

제20조(위임과 위탁)

① 이 법에 따른 보건복지부장관 또는 시 · 도지사의 권한은 대통령령으로 정하는 바에 따라 그 일부를 시 · 도지사 또는 시장 · 군수 · 구청장에게 위임할 수 있다.

② 이 법에 따른 보건복지부장관, 시 · 도지사 또는 시장 · 군수 · 구청장의 권한은 대통령령으로 정하는 바에 따라 그 일부를 치매관리사업을 수행할 수 있는 법인 · 단체 등에 위탁하여 시행할 수 있다.

– 제5장 벌칙 –

제21조(벌칙)

제19조를 위반하여 비밀을 누설한 자는 2년 이하의 징역 또는 2천만원 이하의 벌금에 처한다.

참고 문헌

곽이섭 · 엄상용(2005). 1년간의 복합 운동프로그램이 남성 치매환자의 운동 능력과 인지기능에
    미치는 영향. 생명과학회지.

국민건강보험공단(2014). 국민건강보험 보도자료.

국민건강보험공단(2014). 치매특별등급 도입을 위한 시범사업 실시.

국민건강보험공단(2013). 치매특별등급 도입을 위한 시범사업 실시.

국민건강보험공단(2013). 보도자료 '내 기억00과의 싸움 치매. 최근 6년간 65세 이상 노인환자
    3배 증가.'

국민일보(2008.8.18)기사 인용. '중년 흡연자 기억력 가물가물'

국민일보(2009.6.9)기사 인용. '지중해식단 가벼운 치매예방'

김상우 · 이채정(2014). 치매관리사업의 현황과 개선과제. 국회예산 사무처.

김설향(2005). 치매 노인을 위한 신체자극 운동프로그램 개발. 한국사회체육학회지

김은주(2010). 재가노인의 인지기능장애 영향을 미치는 요인. 동서간호학연구지. 16(2).

곽동일(1997). Alzherimer병의 증상. 계명의대 논문집. 계명대학교의과 대학 계명대학교의과학연구소.

권중돈(2007). 노인복지론. 학지사.

노호성외(1999). 본태성 고혈압 환자의 혈압과 순환기능의 향상을 위한 적정 운동시간.
    대한스포츠의학회지

미국정신의학회(2013). DSM-V. 정신질환의 진단 및 통계편람. 제5판 학지사.

박상기(2014). 치매. 이길 수 있는 전쟁 (전자자료) : 치매 걱정 없이 행복하게 나이 드는 법.

백경숙 · 권용신(2008). 치매노인 주부양자 부양부담이 심리적 복지감에 미치는 영향.
    노인복지연구. 39.

보건복지부(2012). 2012년 치매 유병률 조사. 보건복지부(2012).
    제2차 국가치매관리종합계획(2013~2015).

보건복지부(2013). 2012년 치매유병율조사.

보건복지부 · 중앙치매센터(2016). 대한민국치매현황.

보건복지가족부(2017). 치매관리종합대책.

보건복지부 · 중앙치매센터 · 국민건강보험공단(2014). 치매전문교육 기본교재 1.

보건복지부 · 중앙치매센터(2019). 대한민국 치매현황 2018.

분당서울대병원(2014). 제3차 국가치매관리종합계획 사전기획연구.

세계일보(2006.12.23) 기사 인용. 노인성 치매환자 '4년새 3배'.

세계일보(2009.04.14) 사설 인용. 치매의 효율적인 예방. 관리시스템 구축해야

엄기욱(2013). 치매노인을 위한 노인장기요양기관 시설ㆍ인력ㆍ서비스기준에 관한 연구.
　　보건복지부. 군산대학교 산학협력단.

엄기욱. 이경락. 김양이. 삿키노리코. 황재영(2013). 치매노인 대응형 장기요양시설의 서비스
　　전문성 강화 방안. 건강보장정책. 13(1).

오진주(2000). 간호제공자들의 치매노인 공격행동 경험에 대한 연구.
　　대한간호학회지. 30(2). 293-306. 요양원 제도 개발의 과제와 전망. 한국노년학. 15(1).

유애정ㆍ이호용ㆍ김경아(2015). 장기요양기관의 케어 전문성 강화 방안 활성화 방안에 관한 연구.
　　국민건강보험공단 건강보험정책연구원.

유애정(2013). 치매의 사회복지적 접근. 2013년 한국노년학회 추계학술 대회 자료집.

이해영(2014). 노인복지론. 창지사.

이인실외(2004). 치매 노인을 위한 운동프로그램이 보행능력에 미치는 영향.
　　대한물리치료 학회지 제 13권 3호.

이경주ㆍ이기령ㆍ양수ㆍ전원희(2008). 치매노인의 삶의 질과 관련요인. 정신간호학회지. 제17권 제3호.

전도근(2008). 우리 집 밥상에서 더할 음식 & 뺄 음식. 북포스.

전도근(2010). 스트레스 역설의 건강학. 책과 상상.

전도근(2011). 엄마표 아동비만 119. 책과 상상.

전도근(2018). 치매예방의 이론과 실제. 해피&북스

조맹제외(1999). DSM-III-R 주요우울증에 대한 한국어판 Geriatric Depression Scale(GDS)의 진단적
　　타당성 연구. 신경정신의학 38.

조유향(2006). 치매노인케어론. 집문당.

중앙치매센터(2014). 2014년 치매상담매뉴얼 I, II, III.

중앙치매센터(2017). 치매오늘은.

한국산업안전보건공단(2011). 요양보호사 근골격계 질환 실태조사 및 예방매뉴얼 개발 보고서.

통계청(2014). 2012년 치매유병율 조사.

통계청(2012). 장래인구추계.

배성우ㆍ정상훈(2018). 스포츠지도사. ㈜시대고시기획.

이임선ㆍ배기효ㆍ백정선(2009). 웃음치료개론. 창지사.

이은혜 김미선(2011). 웃음임상치료의 실제. 도서출판 맑은생각.

이광재ㆍ권지선(2015). 유아레크리에이션 핸드게임ㆍ손유희 백과. 해피&북스.

(사)국제레크리에이션협회(2011). 웃음치료 & 레크리에이션치료.

(사)한국여가레크리에이션협회(2004). 특수대상레크리에이션.

MEMO

MEMO

MEMO